高脂血症用药与食疗

主　编
陈惠中　陈　斌
副主编
王曙东　郑开明　李乐军　陆健敏　陈　胜
编　者
熊　超　刘新卷　王喆一　朱华路　张文君
陈晓清　徐　锋　陈　胜　陆健敏　李乐军
郑开明　王曙东　陈　斌　陈惠中

金盾出版社

内 容 提 要

本书介绍了高脂血症医学常识、高脂血症西医用药、高脂血症中医用药，以及高脂血症辨证食疗、药食兼用品食疗和食品食疗。内容深入浅出、通俗易懂、便于掌握，突出了科普性、实用性和群众性，既适合广大城乡群众家庭实践，又适合广大基层医护人员参考应用。

图书在版编目(CIP)数据

高脂血症用药与食疗/陈惠中，陈斌主编．—北京：金盾出版社，2019.6

ISBN 978-7-5186-1557-5

Ⅰ.①高… Ⅱ.①陈… ②陈… Ⅲ.①高血脂病—用药法 ②高血脂病—食物疗法 Ⅳ.①R589.205-44②R247.1-44

中国版本图书馆 CIP 数据核字(2018)第 249898 号

金盾出版社出版、总发行

北京太平路 5 号(地铁万寿路站往南)

邮政编码：100036　电话：68214039　83219215

传真：68276683　网址：www.jdcbs.cn

三河市双峰印刷装订有限公司印刷、装订

各地新华书店经销

开本：850×1168　1/32　印张：3.875　字数：95 千字

2019 年 6 月第 1 版第 1 次印刷

印数：1～5 000 册　定价：13.00 元

前　言

高脂血症是指体内脂质代谢紊乱，血浆中一种或多种脂质成分异常升高，并引起一系列病理变化的综合征。临床分为高胆固醇血症、高甘油三酯血症、混合型高脂血症、高低密度脂蛋白血症等四种类型。高脂血症持续存在并不断加重，可引起动脉粥样硬化，损害心脑血管，从而并发冠心病、心肌梗死、高血压病、脑卒中、脑萎缩等严重疾病，具有高发病率、高致残率、高死亡率等特点。因此，高脂血症的防治是十分重要的，应引起广大城乡群众和广大基层医护人员的高度重视，这也是我们编写本书的意义所在。

本书共分四部分，包括高脂血症医学常识、高脂血症西医用药、高脂血症中医用药和高脂血症食疗，其中高脂血症食疗包括高脂血症辨证食疗、高脂血症药食兼用品食疗和高脂血症食品食疗。本书内容深入浅出、通俗易懂、操作简便，突出了科普性、实用性和实践性，既适合广大城乡群众家庭实践，又适合广大基层医护人员参考应用。

本书所引用的资料，主要来自国内外一线高脂血症诊疗专家的前沿科研成果，在此，对他(她)们的辛勤劳动，表示衷心的感谢！由于编者水平有限，书中难免有错误和不足之处，恳请广大读者批评指正。

陈惠中

目　录

第一章 高脂血症医学常识

一、血脂构成、来源和功能

1. 血脂构成和来源

血脂也称脂质，是血浆中所含脂类物质的总称，主要包括胆固醇(TC)、胆固醇酯、甘油三酯(TG)、磷脂、游离脂肪酸等。血脂成分既可经摄入食品在体内吸收，也可利用其他物质在体内自行合成。健康成年人血脂成分相对稳定，只在一定范围内波动。如胆固醇的正常值范围为2.8～6.0毫摩尔/升、甘油三酯的正常值范围为0.23～1.24毫摩尔/升。血浆中血脂含量与全身脂类物质总量相比，虽只占极少一部分，但它是人体所必需的物质，具有十分重要的生理意义。血脂成分在血浆中转输于各组织之间，反映出体内脂类物质代谢状况，若由于某种原因而引起血脂成分过高或过低，都会影响身体健康。

2. 脂蛋白种类和功能

血脂成分在血浆中，实际上是以脂蛋白的形式存在，如胆固醇、甘油三酯等，必须与某种特异蛋白质结合形成所谓的脂蛋白分子，才能在血浆中转输于各组织之间。所以，脂蛋白实际上是脂质和蛋白质的复合物。各种脂蛋白的脂质和蛋白质都不尽相同，通过超速离心法，可将脂蛋白分为如下5类：乳糜微粒(CM)、极低密度脂蛋白(VLDL)、中间密度脂蛋白(IDL)、低密度脂蛋白(LDL)、高密度脂蛋白(HDL)。血浆中脂蛋白的变化，与高脂血症存在着密切关系，不仅在临床分型上具有重要价值，而且在高脂血症的防治上也具有重要意义。

3. 载脂蛋白种类和功能

脂蛋白中蛋白质部分，称为载脂蛋白(APO)，它是位于脂蛋白表面的一类蛋白质，因其与脂质代谢密切相关而得此名。主要有载脂蛋白A、载脂蛋白B、载脂蛋白C、载脂蛋白D、载脂蛋白E、载脂蛋白F、载脂蛋白G、载脂蛋白Ca多肽等。因各种载脂蛋白的氨基酸数目、分子量、血浆浓度、所载脂质、合成部位等各不相同，故其主要功能也各不相同。若载脂蛋白缺陷或异常，可导致脂质代谢异常；反之，脂质代谢异常，也可反映载脂蛋白缺陷或异常。载脂蛋白的功能，除结合脂质并维持正常转输的脂蛋白分子结构和理化性质的稳定外，还有以下特殊功能。

(1)参与酶活动的调节。如载脂蛋白A_1能激活卵磷脂酰基转移酶(LCAT)，可促进高密度脂蛋白的成熟和逆转输，并促使血脂降低；载脂蛋白C_2是脂蛋白酯酶的激活剂，可促进乳糜微粒和极低密度脂蛋白的分解代谢；而载脂蛋白C_3可抑制脂蛋白酯酶的活性，不利于乳糜微粒和极低密度脂蛋白的降解。

(2)参与脂蛋白和细胞膜受体的识别与结合。如载脂蛋白E、载脂蛋白B_{100}参与对低密度脂蛋白受体和肝脏载脂蛋白E受体的识别，可促进乳糜微粒、极低密度脂蛋白、低密度脂蛋白的降解；载脂蛋白C_1参与对高密度脂蛋白受体的识别；载脂蛋白C_3具有抑制载脂蛋白E受体的识别功能；载脂蛋白D具有促进胆固醇、甘油三酯在极低密度脂蛋白、低密度脂蛋白和高密度脂蛋白之间的转输作用，故又称为脂质转输蛋白质。

(3)作为预测冠心病的指标。载脂蛋白A是高密度脂蛋白中最主要的载脂蛋白，在维持高密度脂蛋白结构的完整性、促进胆固醇分解代谢和转输、防止动脉粥样硬化和胆固醇在周围组织中的沉积等方面，均具有重要意义。所以，载脂蛋白A降低比高密度脂蛋白升高更为重要，其高低是预测冠心病的指标。载脂蛋白B与合成、装配和分泌极低密度脂蛋白关系密切，也可参与低密度脂蛋白与动脉粥样斑块的结合，故与冠心病发病率呈正相关性。所以，载脂蛋白B升高，也是预测冠心病的指标。

4. 胆固醇来源和功能

胆固醇是体内脂类物质之一，由 A、B、C、D 等 4 个环构成，具有环戊烷多氢菲烃核和一个羟基的固体醇类化合物。正常成年人（70 千克体重）体内含胆固醇 140 克左右，分布于人体各组织器官中，其含量比较稳定。血浆中胆固醇含量，约占人体总胆固醇的 8%。若胆固醇代谢发生障碍，可引起血浆胆固醇升高，是动脉粥样硬化的危险因素。

胆固醇来源有两个：一是内源性胆固醇，主要在体内自行合成，除脑组织和成熟红细胞外，几乎全身各组织都能合成胆固醇，而其中 70%～80%在肝脏合成，10%在小肠合成，人体每日可合成胆固醇 1～1.5 克。二是外源性胆固醇，来源于摄入的食品，主要来源于动物性食品，以蛋黄、鱼子和动物脑、肝、肾、肠等食品含量极高，人体每日可从食品中摄取胆固醇 0.3～0.5 克。胆固醇调节主要是通过肝脏来实现，即当食品中胆固醇摄入量增加时，肝脏合成胆固醇减少；相反，当食品中胆固醇摄入量减少时，肝脏合成胆固醇便增加。

胆固醇主要有以下功能。

（1）构成细胞膜的重要成分。胆固醇是构成细胞膜的重要成分，对维持细胞膜的正常生理功能起着重要作用。

（2）构成胆汁酸并参与肝肠循环。胆固醇在肝脏内转化为胆汁酸（或胆酸），是体内胆固醇代谢的主要途径。健康成年人，每日合成胆固醇的 40%，在肝脏内转化为胆汁酸，随胆汁一起通过胆管排入小肠，并在脂质代谢过程中起着重要作用。由于肝脏产生的胆汁酸远远不能满足人体生理需要，故肝脏排入小肠的胆汁酸在代谢脂质的同时，大部分又变成结合型胆汁酸，通过小肠、门静脉回吸收到肝脏，再经肝脏处理后，与肝脏分泌的胆汁一起通过胆管又重新排入小肠，继续发挥代谢脂质的作用。这个过程通常称为胆汁酸的肝肠循环。

（3）合成类固醇激素。胆固醇转化为具有重要生理活性的类固醇激素。如在肾上腺皮质,可合成醛固酮,具有调节人体水盐代谢的作用;在睾丸,可合成雄性激素睾酮;在卵巢和胎盘,可合成孕激素和雌激素等。

5. 高密度和低密度脂蛋白功能

(1)高密度脂蛋白是脂蛋白中体积最小的一种,主要在肝脏和小肠合成,也是乳糜微粒和极低密度脂蛋白的分解产物。一方面,高密度脂蛋白可使血浆胆固醇转输到肝脏,使部分胆固醇转化为胆汁酸而排出;另一方面,由于高密度脂蛋白颗粒小、结构致密,而能自由进出动脉壁细胞,故可清除积存于动脉壁细胞的胆固醇,而又不向组织释放胆固醇。所以,高密度脂蛋白具有将全身各组织细胞中的胆固醇转输出来的作用,故被认为是抗动脉粥样硬化的保护因子。

(2)低密度脂蛋白可由极低密度脂蛋白转变而来,主要功能是把胆固醇转输到全身各组织,但主要是转输到肝脏合成胆汁酸。人体每种脂蛋白,都携带有一定量的胆固醇,但携带胆固醇最多的是低密度脂蛋白。人体中低密度脂蛋白的大部分,可通过肝脏代谢而被清除,而剩下的小部分可与人体中的巨噬细胞结合成泡沫细胞。由于泡沫细胞具有很强的游离能力,故低密度脂蛋白很容易进入动脉壁细胞,并同时带入胆固醇。所以,低密度脂蛋白升高,是导致动脉粥样硬化的危险信号。另外,载脂蛋白B是极低密度脂蛋白的结合蛋白,并参与低密度脂蛋白与动脉粥样斑块的结合。所以,载脂蛋白B升高,与低密度脂蛋白升高一样,与动脉粥样硬化的发生密切相关。

6. 乳糜微粒和极低密度脂蛋白功能

(1)乳糜微粒主要功能是转输外源性甘油三酯。从消化道吸收的甘油三酯,在小肠黏膜上皮细胞内合成乳糜微粒,通过淋巴系统进入血浆。乳糜微粒中甘油三酯的释出,依赖于脂蛋白酯酶的催化,该酶使甘油三酯分解成脂肪酸进入脂肪组织,并重新合成甘油三酯而储存起来。由于乳糜微粒颗粒大而不能进入动脉壁细胞，故一般不会导致动脉粥样硬化。

(2)极低密度脂蛋白主要功能是转输肝脏中合成的内源性甘油三酯。无论是从血浆转输到肝脏的脂肪酸，还是糖代谢转化而形成的脂肪酸，在肝脏均可合成甘油三酯。甘油三酯与载脂蛋白B_{100}、胆固醇等结合，形成极低密度脂蛋白，并释放入血浆中；在低脂饮食或素食时，肠黏膜也可分泌一些极低密度脂蛋白进入血浆。极低密度脂蛋白进入血浆后，大部分变成低密度脂蛋白。因极低密度脂蛋白携带的胆固醇相对较少，且颗粒相对较大，故不易透过动脉壁细胞，没有导致动脉粥样硬化的作用。但由于极低密度脂蛋白中甘油三酯占50%～70%、胆固醇占8%～12%，故一旦极低密度脂蛋白明显升高，甘油三酯、胆固醇也随之升高，易导致动脉粥样硬化。

7. 血脂随年龄增长而升高

血脂随年龄的增长而升高，老年人(超过 60 岁)胆固醇、甘油三酯、低密度脂蛋白、载脂蛋白 B，均显著高于中青年人。血脂随年龄的增长而升高，还存在着性别差异，即 50 岁以前的男性，胆固醇、甘油三酯均高于女性，而 50 岁以后的女性，前述值常常超过男性。血脂随年龄的增长而升高的主要原因：一是随年龄的增长，脂质代谢能力降低，表现为老年人对胆固醇的合成、降解、转输能力均降低；二是随年龄的增长，糖耐量降低，使非胰岛素依赖型糖尿病发病率增加，糖代谢紊乱，导致甘油三酯、极低密度脂蛋白升高。

8. 血脂对人体影响的性别差异

血脂对人体影响具有性别差异。男性胆固醇升高，是冠心病的最危险因素；而女性冠心病的最危险因素，则是甘油三酯升高。女性胆固醇升高，作为冠心病的危险因素远不及男性，或者说，同样高的胆固醇，女性发生冠心病的危险性远小于男性，表明女性对胆固醇的耐受性较男性好。而女性甘油三酯升高，则是发生冠心病的最危险因素，有 90%甘油三酯升高的女性，可能发生冠心病。

二、高脂血症定义、分型、病因和危害

1. 高脂血症定义

高脂血症(HL)是指体内脂质代谢紊乱，血浆中一种或多种脂质成分异常升高，并引起一系列病理变化的综合征。凡血浆中胆固醇超过5.72毫摩尔/升、甘油三酯超过1.7毫摩尔/升，即可诊断为高脂血症。

随着临床医学检测技术的发展，出现了与高脂血症概念既紧密联系，又视为一体的临床医学概念，即高脂蛋白血症。所谓高脂蛋白血症是指血浆中一种或几种脂蛋白升高，超过正常值范围。现代医学研究表明，所有脂蛋白均含有脂质，故只要脂蛋白过量(即高脂蛋白血症)，就会引起血脂升高(即高脂血症)。由此可见，高脂血症与高脂蛋白血症看上去是两个不同的概念，但由于血脂在血浆中是以脂蛋白的形式转输，故高脂血症实际上也可认为是高脂蛋白血症。

2. 高脂血症分型

由于各种脂质的代谢过程不同，故高脂血症的产生机制和血浆中脂蛋白的波动情况也有很大差别，而了解高脂血症的分型，则有助于高脂血症的防治。常用的分型方法有以下三种。

(1)病因分型。按高脂血症病因不同，分为原发性和继发性高脂血症。①原发性高脂血症：是指由于先天综合性遗传缺陷或后天饮食习惯、生活方式、自然环境等因素所致的高脂血症，包括脂肪酯酶缺乏引起的家族性高胆固醇血症、低密度脂蛋白受体缺乏引起的家族性高甘油三酯血症、普通(多基因)高胆固醇血症、载脂蛋白异常症、单纯性肥胖，以及高碳水化合物、高蛋白质、高脂肪、低纤维饮食等引起的高脂血症。②继发性高脂血症：是指有明确的基础疾病引起的高脂血症，如甲状腺功能低下、肾病综合征、淋巴瘤、糖尿病、肝病、肥胖、痛风、酒精中毒等并发的高脂血症。

(2)专题组分型。《中华心血管病杂志》编委会血脂异常防治

对策专题组，把高脂血症分为以下四型。①高胆固醇血症：是指血浆中胆固醇升高。②高甘油三酯血症：是指血浆中甘油三酯升高。③混合型高脂血症：是指血浆中胆固醇、甘油三酯均升高。④高低密度脂蛋白血症：是指血浆中低密度脂蛋白升高。

(3)世界卫生组织(WHO)分型。按世界卫生组织要求，除检测血脂外，还需检测空腹血浆脂蛋白电泳图谱，并观察其浑浊程度，将高脂血症分为以下五型。①Ⅰ型：乳糜微粒升高、甘油三酯显著升高、胆固醇轻度升高、极低密度脂蛋白正常。②Ⅱ型：$Ⅱ_a$型，胆固醇超过5.7毫摩尔/升，低密度脂蛋白升高；$Ⅱ_b$型，除胆固醇、低密度脂蛋白升高外，尚有极低密度脂蛋白升高。③Ⅲ型：胆固醇、甘油三酯升高，胆固醇/甘油三酯等于1，极低密度脂蛋白/甘油三酯超过0.3，有上浮β-脂蛋白。④Ⅳ型：甘油三酯超过1.69毫摩尔/升，胆固醇正常。⑤Ⅴ型：乳糜微粒升高，极低密度脂蛋白/甘油三酯低于0.3，无上浮β-脂蛋白。

3. 高脂血症中医认识

高脂血症属于中医痰浊、血瘀范畴。

中医认为，痰即“人身津液，无非水谷所化”。脾胃主要运化水谷精微而生气血，又可运化水湿，调节人体津液的吸收与排泄，而人体后天所需要的营养物质，都依赖于脾胃对水谷精微的运化和对脂质的代谢。一旦脾胃受损失常，就会使水谷精微和脂质的一部分变为浊脂而进入血浆，引起血脂升高。若脾胃虚弱，对水谷精微的运化和对脂质的代谢乏力，血浆中的浊脂不能及时清除，会进一步影响脾胃对水谷精微的运化和对脂质的代谢，而形成新的浊脂。如此反复恶性循环，浊脂不仅不能及时清除，反而越积越多，进而变为血浆中的痰浊。

中医还认为，人之血流于脉，依靠心气的推动、脾气的统摄、肝脏的贮藏、肺气的调节和肾气的温煦，方能正常运行。如果脏腑功能失调，加上血浆中痰浊的形成，则会出现气血运行不畅而导致瘀血。若瘀血阻于心脉，则致胸痹；若瘀血阻于脑，则致中风。高脂血症初期以痰浊内阻为主,后期则以血瘀为主。根据高脂血症临床表现,中医按辨证分为脾虚湿盛型、湿热内蕴型、肝火炽盛型、阴虚阳亢型、气滞血瘀型、肝肾阴虚型等六型施治,早期宜采用化痰治则,后期则采用消瘀治则。

4. 高脂血症病因

脂质为人体营养物质,凡导致人体摄入脂质过多,以及脂质代谢失常等因素,均可引起血脂升高,而导致高脂血症。其病因如下。

(1)饮食失调。饮食不节、摄入过度,或恣食肥腻甘甜厚味,过多脂质随饮食进入人体,使水谷精微运化和脂质代谢不及而滞留血浆,引起血脂升高,此为中医辨证实证型高脂血症。长期饮食失当,或酗酒过度,损及脾胃,使健运失司,致使饮食不归正化,不能运化水谷精微和代谢脂质以营养全身,反而变生浊脂进入血浆,引起血脂升高,此为中医辨证虚中夹实型高脂血症。

(2)喜静少动。生性喜静、贪睡少动,或因职业所限,经日伏案,多坐少走,均可使人体气机失于疏畅,气郁则津液输布不利,水谷精微运化和脂质代谢不及,以致生多用少,沉积体内,浸淫血浆,引起血脂升高。

(3)情志刺激。或思虑伤脾,使脾失健运;或郁怒伤肝,使肝失调达,气机不畅。均可使水谷精微运化和脂质代谢失常,引起血脂升高。

(4)年老体弱。老年人五脏六腑皆衰弱。肾主五液,肾虚则津液失其主宰;脾主运化,脾虚则饮食不归正化;肝主疏泄,肝虚则津液输布不利。均可使水谷精微运化和脂质代谢失常,引起血脂升高。

(5)体质禀赋影响。父母肥胖,子女自幼多脂,而成年以后,形体更丰腴,阳气多不足,使水谷精微运化和脂质代谢迟缓,导致血浆脂质过多;若素体阴虚阳亢,使脂质进入血浆,引起血脂升高。

(6)病证不愈。如消渴证日久,因虚火内扰、胃热杀谷,常多饮多食，但水谷精微不能变为脂质而贮存，人体之脂质反而变生浊脂进入血浆，引起血脂升高。如水肿证日久，损及脾肾，使肾虚不能主液、脾虚失于健运，水谷精微运化和脂质代谢失常，引起血脂升高。又如胁痛、黄疸、癥积等证日久，使肝脏气机失于疏泄，影响水谷精微运化和脂质代谢，使胆囊不能净浊化脂，均可引起血脂升高。

5. 高脂血症危害

高脂血症使动脉内壁脂肪斑块沉积速度加快，当脂肪斑块将血管内壁阻塞到一定程度而使血液供应发生不足时，就会出现相应的临床表现或疾病。若脂肪斑块阻塞冠状动脉或其分支时，即发生冠心病；若脂肪斑块阻塞脑动脉或其分支时，则发生脑血管病。从而，严重危害人体健康。

三、高脂血症临床表现和诊断

1. 高脂血症临床表现

高脂血症临床表现为头晕、胸闷心悸、神疲乏力、失眠健忘、肢体麻木等，也可无自觉症状，仅在血脂检测时被发现。

（1）Ⅰ型高脂血症。也称高乳糜微粒血症，是一种极为罕见的遗传性疾病，常在青少年时期发病，多在10岁以前被发现。主要临床表现有：①皮肤变化为最早出现的症状，在肘、背和臂部可见皮疹样黄色瘤。②肝脾大，大小程度随甘油三酯高低而改变。③反复腹痛，常伴胰腺炎发作。④甘油三酯长期升高，眼底可出现高脂血症性视网膜病变。

（2）Ⅱ型高脂血症。也称β-脂蛋白血症（或称家族性高胆固醇血症），是显性遗传性疾病。主要临床表现有：①黄色瘤，发生于眼睑部，表现为眼周围的一种黄色斑，称为眼睑黄色瘤；也可发生于肌腱，如手肘、跟腱处，呈丘状隆起，称为肌腱黄色瘤；还可见皮下结节状黄色瘤，多发于皮肤易受压迫处，如膝、肘关节的伸侧和臀部等。②早发动脉粥样硬化，约有60%以上的患者，在40岁以前就有心前区疼痛等动脉粥样硬化表现，甚至在小儿时期即已发生心肌梗死。③脂性角膜弓，常发生于40岁以前，眼角膜上出现典型的老年环形斑，如鸽子的眼睛。

(3)Ⅲ型高脂血症。也称宽β型高脂血症，常为家族性、隐性遗传性疾病。主要临床表现有：①常在30～40岁时出现扁平黄色瘤，为橙黄色脂质沉着，常发生于手掌部；还可发生皮下结节状黄色瘤和肌腱黄色瘤。②早发动脉粥样硬化和周围血管病变，常伴肥胖和血尿酸增高，约40%可有糖耐量异常。

(4)Ⅳ型高脂血症。也称前β-脂蛋白血症，常发生于20岁前，可为家族性，呈显性遗传，但更多的还是后天所致。主要临床表现有：①肌腱黄色瘤、皮下结节状黄色瘤、皮疹样黄色瘤、眼睑黄色斑瘤。②高脂血症性视网膜病变，进展迅速的动脉粥样硬化。③伴胰腺炎、血尿酸增高、糖耐量异常。

(5)Ⅴ型高脂血症。系Ⅰ型和Ⅳ型高脂血症的混合型，同时兼有两型特征。常继发于急性代谢紊乱，如糖尿病酮症酸中毒、胰腺炎、肾病综合征等，也可为遗传性，常发生于20岁后。主要临床表现有：①肝脾大，腹痛，或伴胰腺炎。②对饮食和内源性甘油三酯耐受不良。③糖耐量异常、高尿酸血症。

2. 血脂检测诊断价值

高脂血症的诊断，应重视家族史、个人生活史、病史的询问，应注意临床症状、体征特点，但血脂的监测，对高脂血症的诊断具有重要价值。

(1)Ⅰ型高脂血症。①血浆乳糜微粒升高，浑浊呈奶油状；又因乳糜微粒的密度小，静置隔夜后或放置4℃冰箱过夜后，可上浮而成“乳酪样”层，即上层呈“奶油”样盖，下层澄清。②若为原发性，脂蛋白酯酶活性低下，偶伴极低密度脂蛋白酯酶活性低下。③甘油三酯明显升高，而胆固醇正常或仅轻度升高，胆固醇/甘油三酯低于0.2。

(2)Ⅱ型高脂血症。①若为原发性，血浆澄清或微浑，为细胞膜缺乏脂蛋白受体所致。②$Ⅱ_a$型，血浆静置后完全澄清，胆固醇增高，甘油三酯正常，胆固醇/甘油三酯超过 1.5，极低密度脂蛋白正常。③$Ⅱ_b$ 型，血浆静置后多数澄清(但也有少数呈轻度浑浊)，胆固醇、甘油三酯均升高，胆固醇/甘油三酯不定，伴极低密度脂蛋白升高。

(3)Ⅲ型高脂血症。①血浆出现异常脂蛋白，静置后浑浊，且有一模糊的"乳酪样"层。②血浆脂蛋白电泳谱上出现宽β区带，血浆经超速离心法分离出密度低于 1.06 毫摩尔/升的β-脂蛋白。③胆固醇、甘油三酯均升高，胆固醇/甘油三酯超过或等于 1。

(4)Ⅳ型高脂血症。①血浆微浑，静置后无乳糜微粒顶层，即无"乳酪样"层。②甘油三酯明显升高，胆固醇正常或轻度升高，胆固醇/甘油三酯不定。③β-脂蛋白升高。④在进食大量碳水化合物后，可使前β-脂蛋白异常升高，故又称此型为糖诱发性高脂血症。⑤糖耐量异常。

(5)Ⅴ型高脂血症。①空腹血浆出现乳糜微粒，前β-脂蛋白升高。②血浆浑浊，静置后出现"乳酪样"层，下部仍浑浊。③甘油三酯明显升高，胆固醇升高，胆固醇/甘油三酯介于 0.15～0.6 之间。④脂蛋白酯酶活性近于正常，以与Ⅰ型高脂血症区别。

3. 血脂正常值和临床意义

常用血脂化验项目主要包括以下几项。

(1)胆固醇。正常值为 2.9～6.0 毫摩尔/升，一般将 5.17～6.18 毫摩尔/升作为临界水平，大于或等于 6.21 毫摩尔/升视为升高。胆固醇升高，常出现在冠心病发病之前，故胆固醇升高是动脉粥样硬化和冠心病的危险因素。

(2)甘油三酯。正常值，男性为 0.45～1.81 毫摩尔/升，女性为 0.23～1.22 毫摩尔/升。甘油三酯升高，常见于高脂血症、动脉粥样硬化、冠心病和糖尿病等。

(3)高密度脂蛋白。正常值为 0.78～2.08 毫摩尔/升。因高密度脂蛋白对预防动脉粥样硬化有极其重要意义，故其值降低，提示易导致动脉粥样硬化和冠心病。

(4)载脂蛋白A_1。正常值为1.1～1.6克/升，是载脂蛋白A的一种，是高密度脂蛋白的主要载脂蛋白，可结合周围组织中游离的胆固醇，促进动脉壁细胞胆固醇的清除，并将其运载到肝脏代谢。若载脂蛋白A_1缺乏，可出现严重低高密度脂蛋白血症，从而导致动脉粥样硬化和冠心病。

(5)低密度脂蛋白。健康成年人低于3.62毫摩尔/升，一般将3.36～4.11毫摩尔/升作为临界水平，大于或等于4.12毫摩尔/升视为升高。若低密度脂蛋白升高，则是动脉粥样硬化、冠心病和脑血管病的危险因素。

(6)载脂蛋白B。正常值为0.8～1.0克/升，是低密度脂蛋白的主要载脂蛋白。若载脂蛋白B升高，与冠心病发生关系密切，即使胆固醇低于正常值，而载脂蛋白B升高，也是冠心病的危险因素。

4. 血脂检测注意事项

血脂易受疾病因素和非疾病因素(如饮食因素等)影响，检测血脂应注意以下事项。

(1)防止饮食干扰。检测前2周，保持平日饮食习惯；检测前3日，禁止大吃大喝、大鱼大肉等高脂饮食，或禁止有意素食、有意饥饿等；检测前24小时，不饮酒、不剧烈运动。

(2)防止药物干扰。检测前数日或数周，停止应用影响血脂的药物(如调脂药、避孕药、激素、某些降压药等)，否则应记录用药情况。

(3)取前臂静脉血。一般于空腹12小时后，晨间以坐位5分钟后，取前臂静脉血检测为宜。

(4)连续检测。因血脂个体差异较大，为了获得正确的结果，最好连续检测2～3次，每次间隔1周。

(5)若胆固醇、甘油三酯高于正常值，高密度脂蛋白低于0.9毫摩尔/升，则视为血脂异常。

第二章　高脂血症西医用药

一、高脂血症西医用药基本要求

1. 高脂血症用药原则

(1)用药期间,定期检查肝功能。

(2)用药期间,进行饮食调节,改善不良生活方式。

(3)小剂量联合用药,既可减少不良反应,又可增强疗效。

(4)甘油三酯血症等与遗传有关的高脂血症,一般需长期或终身用药。

2. 高脂血症联合用药条件

(1)一种降脂药结合饮食调节和不良生活方式改善,仍不见疗效。

(2)混合型高脂血症,且胆固醇、甘油三酯均明显升高。

(3)杂合子和纯合子家族性高胆固醇血症。

(4)最能耐受和最有效的高胆固醇血症联合用药,是胆酸螯合剂加他汀类制剂或烟酸类制剂。

二、高脂血症西医用药种类

1. 他汀类制剂

他汀类制剂,即羟甲戊二酰辅酶 A(HMG-COA)还原酶抑制剂。羟甲戊二酰辅酶 A(HMG-COA)还原酶,是体内合成胆固醇的限速剂,此制剂通过抑制该酶的活性,进而抑制胆固醇的合成。不良反应主要有胃肠功能紊乱。如与贝特类制剂、烟酸类制剂联合用药,会增加横纹肌溶解症的发生率,一般应尽量避免与之联合用药;如与伊曲康唑、酮康唑、氟康唑、红霉素、克拉霉素、HIV 蛋白酶抑制剂联合用药，可降低代谢速度、增加血液浓度，引起过敏性皮疹、肝脏损害、肌肉触痛、一过性血清肌酸肌酶(CK)升高等不良反应，并可偶发横纹肌溶解症，故应尽量避免与之联合用药。此类制剂介绍如下。

(1)辛伐他汀。有10毫克、20毫克二种片剂。开始剂量每次10毫克，每晚1次，口服；根据情况，4周内逐渐增加剂量至每次40毫克，每晚1次，口服。适用于高胆固醇血症。妊娠期、哺乳期、肝功能异常、对本品过敏等禁用。

(2)洛伐他汀。有10毫克、20毫克、40毫克三种片剂。开始剂量每次20毫克，每晚1次，口服；根据情况，4周内逐渐增加剂量至每次80毫克，每晚1次，口服。适用于高胆固醇血症。不良反应有头痛、倦怠、胃肠道反应、皮疹、白细胞减少、血小板减少、肌肉触痛、肝功能异常等。哺乳期、肝功能异常、对本品过敏等禁用。

(3)普伐他汀。有5毫克、10毫克二种片剂。开始剂量每次5毫克，每日2次，口服；根据情况，可逐渐增加剂量至每次20毫克，每日2次，口服。适用于高胆固醇血症。不良反应和禁忌证同洛伐他汀。

(4)氟伐他汀。有20毫克、40毫克二种胶囊剂。每次20毫克，每晚1次，口服。适用于高胆固醇血症。不良反应和禁忌证同洛伐他汀。

(5)阿托伐他汀。有10毫克、20毫克、40毫克二种片剂。每次10毫克，每晚1次，口服；根据情况，4周内逐渐增加剂量至每次50毫克，每晚1次，口服。适用于高胆固醇血症。不良反应和禁忌证同洛伐他汀。

2. 贝特类制剂

贝特类制剂通过激活脂蛋白酯酶，使甘油三酯分解为脂肪酸和甘油，从而降低甘油三酯；此外，还有轻度抑制胆固醇在肝脏合成的作用，故对降低胆固醇也起一定作用；并尽量避免与他汀类制剂联合用药。此类制剂介绍如下。

(1)氯贝丁酯。有 250 毫克、500 毫克二种胶囊剂。每次 250～500毫克,每日 3 次,饭后口服。适用于高甘油三酯血症、高胆固醇血症。不良反应有恶心、呕吐、食欲不振等;用药 8 周后,偶见转氨酶轻度升高,故肝功能不全慎用;严重肝肾功能不全、妊娠期等禁用。

(2)非诺贝特。有 100 毫克、200 毫克、300 毫克三种胶囊剂。每次 100 毫克,每日 2～3 次,口服。适用于高甘油三酯血症、高胆固醇血症。妊娠期、哺乳期、肝肾功能不全等禁用。

(3)环丙贝特。有 100 毫克一种胶囊剂。每次 100 毫克,每日 1 次,口服。适用于高甘油三酯血症、高胆固醇血症。不良反应有恶心、头痛、乏力、肝功能异常等;妊娠期、哺乳期、肝肾功能不全等禁用。

(4)吉非贝齐。有 60 毫克一种片剂,有 30 毫克一种胶囊剂。每次 60 毫克,每日 2 次,早、晚餐前 30 分钟口服。适用于高甘油三酯血症、高胆固醇血症。不良反应有胃肠道不适、乏力等,偶有一过性转氨酶升高,但停药后可自行恢复。

(5)苯扎贝特。有 200 毫克一种片剂,有 400 毫克一种缓释片剂。每次 200 毫克,每日 3 次,口服。适用于高甘油三酯血症、高胆固醇血症。不良反应和禁忌证同氯贝丁酯。

3. 胆碱螯合类制剂

胆碱螯合类制剂在肠道不被吸收,而与胆酸生成不被吸收的络合物排出体外。胆酸是胆固醇肠道吸收的必需物质,胆酸减少导致外源性胆固醇吸收减少。此类制剂介绍如下。

(1)考来烯胺。有 4 克袋装一种粉剂。每次 4～20 克,每晚 1 次,口服;从小剂量开始,逐渐增加剂量。适用于高胆固醇血症。不良反应有胃肠道不适,长期用药应补充脂溶性维生素和钙盐。

(2)考来替泊。有 5 克袋装一种粉剂。每次 5～20 克,每晚 1 次,口服;从小剂量开始,逐渐增加剂量。适用于高胆固醇血症。不良反应和注意点同考来烯胺。

4. 烟酸类制剂

烟酸类制剂为人工合成的烟酸衍生物，主要抑制脂肪分解和甘油三酯合成。

(1)烟酸肌醇。有 200 毫克一种片剂。每次 200～600 毫克，每日 3 次，口服。适用于高胆固醇血症、高甘油三酯血症。不良反应有轻度恶心、发汗、瘙痒等。哺乳期、肝功能不全、消化道溃疡、有出血倾向、对本制剂过敏等禁用。

(2)阿昔莫司。有 250 毫克一种胶囊剂。每次 250 毫克，每日 2～3 次，口服。适用于高甘油三酯血症。不良反应有早期皮肤出现红斑、热感和瘙痒，偶见上腹不适、头痛、乏力等。消化道溃疡禁用，妊娠期、哺乳期等慎用。

(3)普罗布考。有 500 毫克一种片剂。每次 500 毫克，每日 2 次，早、晚餐时口服。适用于高胆固醇血症。不良反应有腹泻、腹痛、恶心、呕吐等。

(4)泛硫乙胺。有 30 毫克一种片剂。每次 30～60 毫克，每日 3 次，口服。适用于高甘油三酯血症。不良反应有腹泻、腹胀、食欲不振等。

5. 其他类制剂

(1)亚油酸。有 200 毫克一种软胶囊剂。每次 200～400 毫克，每日 3 次，口服。此制剂为不饱和脂肪酸，能与胆固醇结合成酯，并促进胆固醇排泄，具有降低血脂的作用。

(2)ω-3 脂肪酸。有 300 毫克、450 毫克二种软胶囊剂。每次 0.9～1.8 克，每日 3 次，口服。此制剂为海洋生物不饱和脂肪酸，具有降低血脂的作用。

(3)糖苷酶。有 150 毫克一种片剂。每次 150～450 毫克，每日 3 次，饭前口服。具有降低血脂的作用。有出血倾向慎用。

(4)硫酸软骨素 A。有 120 毫克、300 毫克二种片剂，有 1 毫升 40 毫克、2 毫升 80 毫克二种注射剂。每次 600 毫克，每日 3 次，口服；或每次 40 毫克，每日 2 次，肌内注射；连用 3 个月为 1 个疗程。此制剂为由动物结缔组织提取的酸性羧多糖，具有降低血脂的作用。

(5)藻酸双酯钠。有 50 毫克一种片剂，有 2 毫升 100 毫克一种注射剂。每次 50～100 毫克，每日 3 次，口服；或每次每千克体重 1～3 毫克，5%葡萄糖注射液 500 毫升稀释，缓慢静脉滴注，每日 1 次；连用 10～14 日为 1 个疗程。具有降低血脂的作用。不良反应有发热、头痛、心悸、烦躁、乏力、嗜睡等。有出血史、严重肝肾功能不全等禁止静脉滴注。

(6)弹性酶。有 10 毫克一种片剂，有 2 毫升 15 毫克一种注射剂。每次 10～20 毫克，每日 3 次，口服；或每次 15 毫克，每日 1 次，肌内注射；连用 2～8 周为 1 个疗程。此制剂为胰弹性酶，能阻止胆固醇在体内合成，具有降低血脂的作用。

三、高脂血症西医用药方

1. 高胆固醇血症用药方

(1)辛伐他汀，每次 20 毫克，每晚 1 次，口服。

(2)洛伐他汀，每次 40 毫克，每晚 1 次，口服。

(3)普伐他汀，每次 20 毫克，每日 2 次，口服。

(4)氟伐他汀，每次 30 毫克，每晚 1 次，口服。

2. 以高胆固醇为主的混合型高脂血症用药方

(1)辛伐他汀，每次 5～40 毫克，每晚 1 次，口服。

(2)洛伐他汀，每次 10～80 毫克，每晚 1 次，口服。

(3)普伐他汀，每次 10～40 毫克，每日 2 次，口服。

(4)氟伐他汀，每次 10～40 毫克，每晚 1 次，口服。

3. 高甘油三酯血症用药方

(1)非诺贝特，每次 100 毫克，每日 3 次，口服。

(2)微粒型非诺贝特，每次 200 毫克，每日 1 次，口服。

(3)吉非贝齐，每次 60 毫克，每日 3 次，口服。

(4)苯扎贝特，每次 200～400 毫克，每日 3 次，口服。

(5)缓释型苯扎贝特,每次400毫克,每日1次,口服。

4. 以高甘油三酯为主的混合型高脂血症用药方

(1)非诺贝特,每次100毫克,每日3次,口服。

(2)微粒型非诺贝特,每次200毫克,每日1次,口服。

(3)吉非贝齐,每次60毫克,每日2次,口服;或每次30毫克,每日3次,口服。

(4)苯扎贝特,每次200~400毫克,每日3次,口服。

5. 高低密度脂蛋白血症用药方

(1)新霉素,每次1克,每日2次,口服。

(2)烟酸,每次200毫克,每日2次,口服。

(3)苯扎贝特,每次200毫克,每日2次,口服。

6. 动脉粥样硬化高脂血症用药方

(1)烟酸肌醇,每次400毫克,每日3次,口服。

(2)吉非贝齐,每次60毫克,每日3次,口服。

(3)绞股蓝总苷,每次2~3片,每日3次,口服。

(4)月见草胶囊,每次2~3粒,每日3次,口服。月见草胶囊主要应用于对西药有反应患者,服用初期,少数患者有恶心、稀便等现象,继续服用可好转或消失。

7. 脂肪肝高胆固醇血症用药方

(1)辛伐他汀,开始剂量每次10毫克,每晚1次,口服;根据情况,4周内逐渐增加剂量至每次40毫克,每晚1次,口服。

(2)普伐他汀,开始剂量每次5毫克,每日2次,口服;根据情况,可逐渐增加剂量至每次20毫克,每日2次,口服。

8. 脂肪肝高甘油三酯血症用药方

(1)非诺贝特,每次100毫克,每日3次,口服。

(2)吉非贝齐,每次60毫克,每日1次,口服。

(3)苯扎贝特,每次200毫克,每日3次,口服。

9. 冠心病高脂血症用药方

(1)氯贝丁酯,每次 250～500 毫克,每日 3 次,饭后口服。适用于冠心病高甘油三酯血症。

(2)洛伐他汀,每次 20～80 毫克,每晚 1 次,口服。适用于冠心病高胆固醇血症。

(3)亚油酸,每次 200～400 毫克,每日 3 次,口服。适用于冠心病高脂血症。

(4)糖酐酯,每次 150～450 毫克,每日 3 次,饭后口服。适用于冠心病高脂血症。

10. 高血压病高脂血症用药方

(1)氟伐他汀,每次 20～80 毫克,每晚 1 次,口服。适用于高血压病高胆固醇血症。

(2)非诺贝特,每次 100 毫克,每日 2～3 次,口服。适用于高血压病高甘油三酯血症。

(3)ω-3 脂肪酸,每次 0.9～1.8 克,每日 3 次,口服。适用于高血压病高脂血症。

(4)硫酸软骨素 A,每次 600 毫克,每日 3 次,口服。适用于高血压病高脂血症。

11. 糖尿病高脂血症用药方

(1)吉非贝齐,每次 60 毫克,每日 3 次,口服。

(2)烟酸肌醇,每次 400 毫克,每日 3 次,口服。

(3)绞股蓝总苷,每次 2～3 片,每日 3 次,口服。

(4)月见草胶囊,每次 2～3 粒,每日 3 次,口服。

12. 肥胖高脂血症用药方

(1)烟酸肌醇,每次 400 毫克,每日 3 次,口服。

(2)吉非贝齐,每次 60 毫克,每日 3 次,口服。

(3)二甲双胍,每次 250～500 毫克,每日 3 次,口服。

(4)苯扎贝特,每次 200 毫克,每日 3 次,口服。

第三章　高脂血症中医用药

一、高脂血症辨证施治方

1. 脾虚湿盛型高脂血症辨证施治方

脾虚湿盛型高脂血症，主症可见脸色淡黄、体形丰满、四肢倦怠、头身沉重、眼睑虚浮或下肢水肿、腹胀食少、咳嗽有痰、大便溏薄不成形，舌质淡、舌苔白腻或白滑，脉滑。宜采用益气健脾、利湿去脂等治则。药用黄芪、党参各20克，白术、茯苓、山药各15克，车前草、薏苡仁、冬瓜皮各12克，泽泻、银杏叶、山楂各10克，甘草6克。每日1剂，水煎取汁，分2次服用。

2. 湿热内蕴型高脂血症辨证施治方

湿热内蕴型高脂血症，主症可见面色无华、烦渴口干、渴而不欲饮或饮下不适、脘腹痞满、腹大水肿、身体困重、大便干或溏有恶臭，舌质红、舌苔黄腻，脉濡数或滑数。宜采用清利湿热、去脂消肿等治则。药用马齿苋、荷叶、玉米须各30克，茵陈、泽泻、冬瓜仁各20克，山药、薏苡仁各15克。每日1剂，水煎取汁，分2次服用。

3. 肝肾阴虚型高脂血症辨证施治方

肝肾阴虚型高脂血症，主症可见耳鸣、眩晕、消瘦、口干、肢体麻木、腰膝酸软、五心烦热，舌质红、舌苔少或无苔，脉细数。宜采用滋养肝肾、清热去脂等治则。药用生地黄、女贞子、墨旱莲各20克，银杏叶、丹参、枸杞子各15克，芡实米、决明子各12克。每日1剂，水煎取汁，分2次服用。

4. 阴虚阳亢型高脂血症辨证施治方

阴虚阳亢型高脂血症，主症可见头晕、目眩、耳鸣、失眠多梦、肢体麻木，舌质红、舌苔黄，脉弦。宜采用平肝潜阳、滋阴清热、去脂等治则。药用决明子、生地黄各 30 克，钩藤、银杏叶、枸杞子各 20 克，白菊花、虎杖、泽泻各 10 克。每日 1 剂，水煎取汁，分 2 次服用。

5. 肝火炽盛型高脂血症辨证施治方

肝火炽盛型高脂血症，主症可见面红目赤、口苦心烦、胸胁胀满、小便黄赤、大便干燥，舌质红、舌苔黄，脉弦数。宜采用清泻肝火、柔肝镇潜、润燥去脂等治则。药用龙骨、牡蛎各 20 克，夏枯草、绞股蓝各 15 克，虎杖、茯苓各 12 克，姜黄、炙大黄各 10 克。每日 1 剂，水煎取汁，分 2 次服用。

6. 气滞血瘀型高脂血症辨证施治方

气滞血瘀型高脂血症，主症可见胸闷气短、胸前区疼痛或不舒，舌质紫暗有瘀点或瘀斑，脉弦。宜采用理气活血、化瘀去脂等治则。药用青皮、陈皮、姜黄、虎杖各 10 克，丹参、银杏叶、山楂各 15 克，赤芍、白芍各 12 克，甘草 6 克，檀香 3 克。每日 1 剂，水煎取汁，分 2 次服用。

二、高脂血症成药方

1. 高脂血症复方丹参滴丸方

复方丹参滴丸，每次 10 粒，每日 3 次，口服，连用 4 周为 1 个疗程。具有活血化瘀、理气止痛、开窍去脂等作用，适用于气滞血瘀型高脂血症。

2. 高脂血症丹七片方

丹七片，每次 3～5 片，每日 3 次，口服，连用 4 周为 1 个疗程。具有活血化瘀、扩张冠脉、去脂止痛等作用，适用于气滞血瘀型高脂血症。

3. 高脂血症地奥心血康胶囊方

地奥心血康胶囊，每次 4～6 粒，每日 3 次，口服，连用 4 周为 1 个疗程。具有活血化瘀、宣痹通阻、调气去脂等作用，适用于气滞血瘀型高脂血症。

4. 高脂血症舒心口服液方

舒心口服液，每次10毫升，每日3次，口服，连用4周为1个疗程。具有益气化瘀、理气止痛、去脂止痛等作用，适用于气滞血瘀型高脂血症。

5. 高脂血症益心丸方

益心丸，每次3～6粒，每日3次，口服，连用4周为1个疗程。具有益气强心、开窍活血、去脂化瘀等作用，适用于气滞血瘀型高脂血症。

6. 高脂血症山海丹胶囊方

山海丹胶囊，每次3～5粒，每日3次，口服，连用4周为1个疗程。具有益气养血、活血化瘀、益脾去脂等作用，适用于气滞血瘀型高脂血症。

三、高脂血症秘验方

1. 高脂血症降脂通脉方

制何首乌、金樱子、决明子、生薏苡仁各30克，茵陈、泽泻各24克，生山楂18克，柴胡、郁金香各12克，酒渣6克。每日1剂，水煎取汁，分2次服用，连用14日为1个疗程。具有滋阴降火、行滞通脉、泻浊洁腑等作用，适用于肝肾阴虚型高脂血症。

2. 高脂血症降脂灵方

决明子、桑寄生各6克，何首乌、泽泻、黄精、金樱子、山楂各3克，木香1克。用中医常法制成浸膏片，每片含生药1.17克，贮存备用。每次8片，每日3次，口服，连用3个月为1个疗程。具有滋养精血、去脂降压等作用，适用于肝肾阴虚型高脂血症。

3. 高脂血症丹田降脂丸

何首乌、黄精各10～15克，丹参、泽泻、当归各9～12克，川芎6～9克，人参5～10克，田七0.3～1.5克。各味共研为细末，水泛为丸，贮存备用。每次4克，每日2次，口服，连用45日为1个疗程。具有益气通脉、活血化瘀、健脾化湿、滋养肝肾、去脂等作用，适用于各型高脂血症。

4. 高脂血症山丹方

山楂 50 克，麦芽 40 克，丹参 30 克，延胡索、菊花、红花各 15 克。每日 1 剂，水煎取汁，分 2 次服用，连用 1 个月为 1 个疗程。具有疏肝理气、活血化瘀、去脂消食等作用，适用于气滞血瘀型高脂血症。

5. 高脂血症欧阳降脂方

山楂 24 克，泽泻 18 克，决明子 15 克，虎杖 10 克，三七 3 克。每日 1 剂，水煎取汁，分 2 次服用，连用 1 个月为 1 个疗程。具有活血化瘀、去脂降压等作用，适用于气滞血瘀型高脂血症。

6. 高脂血症桂星方

肉桂、制天南星、决明子、蚕蛹、黑大豆皮各等量。用中医常法制成片剂，贮存备用。每次 4～6 片，每日 3～4 次，温开水送服，连用 1 个月为 1 个疗程。具有温化痰湿、养肝祛风、去脂降压等作用，适用于脾虚湿盛型高脂血症。

7. 高脂血症血脂宁方

山楂、何首乌各 15 克，决明子 9 克，橘皮 4.5 克，猪胆汁粉 0.2 克。各味共研为细末拌匀。每日 1 剂，分 3 次服用，连用 3 个月为 1 个疗程。具有消食化瘀、去脂降压、养肝利胆等作用，适用于各型高脂血症。

8. 高脂血症白金降脂方

白矾、郁金各等量。各味共研为细末拌匀，水泛为丸，贮存备用。每次 6 克，每日 3 次，饭后温开水送服，连用 20 日为 1 个疗程。具有豁痰安神、降脂等作用，适用于各型高脂血症。

第四章　高脂血症食疗

一、高脂血症饮食原则

1. 高脂血症总的饮食原则

(1)合理饮食。以控制饮食、适当锻炼的方法,来减轻体重、降低血脂,不轻易采用饥饿疗法。

(2)清淡饮食。以素食为主,并配以适当荤食。谷物、干果、豆类或豆制品均可食用;可食用鱼等水产品和部分动物瘦肉,既可补充蛋白质等营养成分,又不会导致血脂升高。不宜长期食用素食,以防蛋白质等营养成分缺乏。宜食高灰分碳水化合物,如红糖、玉米糖、蜂蜜等;忌食精制碳水化合物,如白砂糖、绵白糖、冰糖等。

(3)宜食植物油。宜食豆油、菜油、芝麻油、玉米油、米糠油等植物油,禁食猪油、鸡油、鸭油等动物油,也禁食富含油脂类成分的黄油、奶油、乳酪等添加类食品。

(4)饮食有节。忌暴饮暴食或食肥腻甘厚和高胆固醇、高脂肪等食品,如肥肉(猪肉、羊肉、狗肉)、蛋黄、鱼子和动物内脏(脑、肝、肾、肠)等应严格限制食用,以免妨碍血脂的调节。戒烟和防止酗酒,以利于血脂的恢复。

(5)补充膳食纤维 。每日摄入1～4克木质素,具有良好的降低胆固醇作用,效果可与公认的降低胆固醇药物他汀类制剂相媲美。摄入橘子果胶3周,可使胆固醇降低13%,使粪脂排泄增加44%。膳食纤维中的木质素、果胶、纤维素、半纤维素、树胶、菌类多糖等,都具有较好的降低胆固醇作用。

(6)宜食降低血脂食品。如玉米、豆类或豆制品、麦麸、米糠、葵花子、花生、绿豆、牛奶、植物油、大白菜、菠菜、芹菜、马齿苋、金针菜、苜蓿、辣椒、番茄、胡萝卜、白萝卜、大蒜、洋葱、生姜、黑木耳、蘑菇、平菇、香菇、草菇、海带、淡菜、紫菜、螺旋藻、鱼、虾、茶叶、菊花、天然花粉、核桃仁、银杏、杏仁、山楂、红杏、柿子、荔枝、橘子、柚子、橙子、柠檬、橄榄、苹果等。

2. 高胆固醇血症饮食原则

(1)若没有超重或肥胖，一般不需要限制热量或碳水化合物和蛋白质。

(2)在保持标准体重的同时，脂肪摄入量应小于摄入总热量的30%，最大限度地减少动物脂肪和饱和脂肪酸的摄入量。

(3)限制胆固醇摄入量，每日宜低于200毫克，少食或不食胆固醇含量极高的蛋黄、鱼子和动物脑、肝、肾、肠等。

(4)宜食新鲜蔬菜、瓜果，以及洋葱、大葱、木耳、香菇、豆类或豆制品等，以增加膳食纤维摄入量，利于胆固醇排出。

(5)当饮食调养不能降低胆固醇时，可采用中医辨证施治，尤其对家族性高胆固醇血症效果更好。

3. 高甘油三酯血症饮食原则

(1)限制总热量摄入，保持标准体重。

(2)限制碳水化合物摄入量，以占摄入总热量的55%～60%为宜。忌食砂糖、水果糖、饴糖、蜜糖，以及含糖较多的糕点、罐头等食品，在炒菜或喝牛奶、豆浆时也不加糖。

(3)限制脂肪摄入量，以占摄入总热量的20%以下为宜。若没有超重或肥胖，一般脂肪摄入量不必限制过多，以占摄入总热量的25%～30%为宜。

(4)限制胆固醇摄入量，每日摄入量宜低于300毫克，每周食用鸡蛋不宜超过3个。

(5)增加蛋白质摄入量，尤其是瘦肉、去皮家禽、鱼、豆类或豆制品等，可适当食用。

(6)宜食新鲜蔬菜和含糖量少的水果,以增加膳食纤维和维生素的摄入量。

4. 混合型高脂血症饮食原则

(1)限制总热量摄入,保持标准体重。

(2)限制胆固醇摄入量,每日摄入量宜低于200毫克。忌食含胆固醇极高的蛋黄、鱼子和动物脑、肝、肾、肠等。

(3)限制脂肪摄入量,以占摄入总热量的30%以下为宜。饮食以植物油为主,尽量少食动物油(如猪油等);或以不饱和脂肪酸代替饱和脂肪酸,使不饱和脂肪酸与饱和脂肪酸之比等于1.5～2.0。

(4)限制碳水化合物摄入量,以占摄入总热量的60%以下为宜。忌食富含蔗糖、果糖的甜点和蜂蜜等食品。

(5)增加蛋白质摄入量,以占摄入总热量的15%～20%为宜。适当多食瘦肉、去皮家禽、鱼等。

(6)宜食新鲜蔬菜和含糖量少的水果,以增加膳食纤维和维生素的摄入量。

5. 老年高脂血症饮食原则

(1)碳水化合物摄入量以占摄入总热量的55%以上为宜,主食以谷物为主,适当多食豆类或豆制品,尽量减少精制米面的摄入,少食或不食糖和甜品。

(2)动物性蛋白质摄入量以占摄入总热量的20%为宜,尽量食用低脂而富含蛋白质的动物性食品,如瘦肉、去皮家禽、鱼等。

(3)脂肪摄入量以占摄入总热量的30%以下为宜,使饱和脂肪酸摄入量不超过总热量的10%,多不饱和脂肪酸摄入量以占摄入总热量的7%～10%为宜,单不饱和脂肪酸以占摄入总热量的10%～15%为宜。饮食中的食用油,以植物油为主,每日以不超过30克为宜。

(4)胆固醇摄入量每日宜低于300毫克,尽量少食和不食含胆固醇极高的蛋黄、鱼子和动物脑、肝、肾、肠等。

(5)宜食新鲜蔬菜和水果,以补充膳食纤维、维生素和无机盐,有利于通便去脂。

(6)改变不良饮食习惯,如过饥、过饱、偏食、爱吃零食、暴饮暴食、吃丰盛的晚餐或吃夜宵等。为保持热量的均衡分配,可少量多餐,如每日用4～5餐,但每餐只吃七成饱。

6. 小儿高脂血症每日热量控制方案

小儿高脂血症除少数由营养失调和肥胖引起外,绝大多数由先天性基因缺陷或继发其他疾病引起。对确诊高脂血症的小儿,推荐应用饮食调养,不仅效果较好,而且对小儿的生长发育也无不良影响。美国国立心肺血液研究院组织实施了“小儿饮食干预研究”,对8～10岁男女两性小儿进行了为期3年的饮食干预研究,对饮食调养高脂血症获得了较好的效果。小儿高脂血症每日热量控制方案如表1,其中总热量要求是能够促进正常发育、保持标准体重;必要时,饱和脂肪酸每日摄入量可减至占摄入总热量的7%以下,胆固醇每日摄入量可减至200毫克以下,同时还要确保足够热量和维生素的供给。

表1 小儿高脂血症每日热量控制方案

营养成分	建议值
脂肪	占总热量的30%以下
饱和脂肪酸	占总热量的10%以下
多不饱和脂肪酸	占总热量的10%以上
单不饱和脂肪酸	占总热量的剩余部分
碳水化合物	占总热量的55%
蛋白质	占总热量的15%～20%
胆固醇	300毫克以下

7. 青壮年高脂血症每日热量控制方案

青壮年由于工作繁忙、社会活动多、体育锻炼少,又缺乏科学饮食常识而不能节制饮食，多导致血脂升高、身体发胖，并出现动脉粥样硬化和心脑血管病。所以，对青壮年高脂血症，应首先采用饮食调养，注意总热量的摄入与消耗的平衡，逐渐使体重保持在标准范围内。青壮年高脂血症每日热量控制方案，分不伴和伴动脉粥样硬化两套，见表2。

表2　青壮年高脂血症每日热量控制方案

营养成分	不伴动脉粥样硬化建议值	伴动脉粥样硬化建议值
脂肪	占总热量的30%以下	占总热量的30%以下
饱和脂肪酸	占总热量的8%～10%	占总热量的7%
多不饱和脂肪酸	占总热量的7%～10%	占总热量的7%～10%
单不饱和脂肪酸	占总热量的10%～15%	占总热量的10%～15%
碳水化合物	占总热量的50%～60%	占总热量的50～60%
蛋白质	占总热量的10%～20%	占总热量的10%～20%
胆固醇	300毫克以下	200毫克以下

8. 女性高脂血症每日热量控制方案

女性和男性的血脂，随年龄的增长而有明显的差异。成年女性胆固醇、甘油三酯，在40岁以前低于男性，而绝经期前后胆固醇开始升高，并且高于男性；成年女性低密度脂蛋白低于男性，而绝经期前后开始升高，在50～60岁可超过男性；女性甘油三酯，也随年龄的增长而升高。此外，饮食的干预，对男女两性血脂的影响，也有明显的不同。一般情况下，血脂正常的男性素食后，可使胆固醇、低密度脂蛋白和高密度脂蛋白等均明显降低，但血脂正常的女性素食后，血脂改变却很少。由于男女生理特点上的差别，对女性高脂血症的饮食调养原则应更严格，尤其是绝经期后更应如此。女性高脂血症每日热量控制方案见表3。要求总热量的供给以维持标准体重为宜，宜相对食用低脂肪、高蛋白质等食品，如减少动物脂肪的摄入量和增加瘦肉、鱼等的摄入量，还要多食新鲜蔬菜和水果等。

表 3　女性高脂血症每日热量控制方案

营养成分	建　议　值
脂肪	占总热量的 30%以下
饱和脂肪酸	占总热量的 7%以下
多不饱和脂肪酸	占总热量的 7%～8%
单不饱和脂肪酸	占总热量的 10%～15%
碳水化合物	占总热量的 55%～60%
蛋白质	占总热量的 10%～20%
胆固醇	200 毫克以下

9. 高胆固醇血症热量供给两级控制方案

美国胆固醇教育规划组提出的“高胆固醇血症的饮食治疗”方案，为应用饮食调养设计了一套“高胆固醇血症热量供给两级控制方案”，见表 4。目的是逐渐改善饮食习惯、调整饮食结构，减少饱和脂肪酸和胆固醇的摄入量，控制总热量，从而达到降低胆固醇、维持人体营养的合理需要，并保持标准体重。两级控制方案的实施步骤如下：对无冠心病的高胆固醇血症患者，饮食调养从一级控制方案开始，并在 4～6 周和 3 个月时检测胆固醇，若达到预期要求，可进行长期监测；若未能达到预期要求，可实施二级控制方案。二级控制方案开始后，在 4～6 周和 3 个月时检测胆固醇，若达到预期要求，可转入长期监测计划；若未能达到预期要求，再经严格饮食调养，仍不能达到预期要求时，则考虑应用药物治疗。对患冠心病的高胆固醇血症患者，一开始就采用二级控制方案，若能达到预期要求，则可维持此方案，否则应考虑应用药物治疗。

表 4　高胆固醇血症热量供给两级控制方案

营养成分	一级控制方案	二级控制方案
脂肪	占总热量的 30%以下	占总热量的 30%以下
饱和脂肪酸	占总热量的 8%～10%	占总热量的 7%
多不饱和脂肪酸	占总热量的 7%～10%	占总热量的 7%～10%
单不饱和脂肪酸	占总热量的 10%～15%	占总热量的 10%～15%
碳水化合物	占总热量的 50%～60%	占总热量的 50%～60%
蛋白质	占总热量的 10%～20%	占总热量的 10%～20%
胆固醇	300 毫克以下	200 毫克以下

二、高脂血症饮食宜忌

1. 高脂血症宜食植物油

(1)常用植物油。有花生油、菜籽油、豆油、葵花籽油、芝麻油(香油)、色拉油、棉籽油等,都富含不饱和脂肪酸。不饱和脂肪酸分为单不饱和脂肪酸和多不饱和脂肪酸。单不饱和脂肪酸具有降低低密度脂蛋白、胆固醇和升高高密度脂蛋白等作用,但作用较多不饱和脂肪酸弱。多不饱和脂肪酸包括亚油酸和亚麻酸,其中亚油酸是人体必需的脂肪酸,人体内不能合成,只能从食品中摄取。亚油酸主要存在于植物油中,其中葵花籽油含量高达 66%,其次是大豆油含量为 51%,棉籽油含量为 48%,芝麻油含量为 41%。亚油酸具有明显降低胆固醇、低密度脂蛋白和甘油三酯等作用。亚麻酸不仅能降低胆固醇、甘油三酯,还能升高高密度脂蛋白。但植物油中亚麻酸含量较少,大豆油中仅含 6.5%。所以,高脂血症宜食植物油。但植物油为高热量食品,为了防止肥胖的发生,不宜过多食用。

(2)谷物油。是从谷物胚芽等中提取的植物油,包括米糠油、小麦胚芽油、玉米胚芽油等。米糠油营养丰富、清淡可口、消化吸收率高，可降低胆固醇19%～21%。小麦胚芽油富含亚油酸和维生素E，不仅具有降低血脂、降低胆固醇等作用，还可作为全脂奶粉的天然抗氧化剂。玉米胚芽油风味独特，清淡而容易消化吸收，富含维生素A、维生素E和不饱和脂肪酸（几乎全是亚油酸和油酸），具有防止胆固醇沉积等作用。

(3)橄榄油。是植物油的一种，富含维生素A、维生素D、维生素E和脂肪酸（80%为不饱和脂肪酸），不仅不升高胆固醇，而且能升高高密度脂蛋白。橄榄油最容易被肠道吸收，长期食用可防治便秘，对防治高脂血症甚为有益。

2. 高脂血症宜食鱼

无论是淡水鱼还是海水鱼，除了胆固醇含量一般都不太高这一特点外，鱼油中所含的脂肪酸组成也很奇特，表现为碳链比植物油要长，双键数目比植物油要多。鱼油中所含的奇特脂肪酸，一是二十碳五烯酸（EPA），二是二十二碳六烯酸（DHA），除了降低胆固醇作用比植物油强外，还具有抗凝血和预防血栓形成等作用。这二种奇特的脂肪酸，海鱼中的含量比淡水鱼高，如鲐鱼、沙丁鱼、秋刀鱼等含量很高。现代医学流行病学调查证实，经常食鱼，尤其是经常食海水鱼，具有防治高脂血症等作用。

3. 高脂血症宜食富含维生素食品

(1)维生素C。是一种水溶性维生素，与脂质代谢密切相关，若维生素C缺乏，胆固醇会升高。若老年人每日服用维生素C 0.5～1克，可使胆固醇降低，而使高密度脂蛋白升高。中国营养学会推荐，健康成年人维生素C每日摄入量为60～100毫克，高脂血症患者应遵医嘱摄入更多。维生素C不能在体内合成，只能从食品中摄取或由维生素C制剂补充。新鲜蔬菜和水果富含维生素C，故高脂血症宜食新鲜蔬菜和水果。维生素C易溶于水却不耐热，为防止蔬菜在烹饪加工过程中维生素C被氧化或破坏，尽量采用凉拌等方式食用。

(2)维生素 E。是一种脂溶性维生素,具有降低胆固醇等作用,若与维生素 C、维生素 B_2 合用,则效果更好,还可升高高密度脂蛋白和降低低密度脂蛋白,并可防止低密度脂蛋白氧化。中国营养学会推荐,健康成年人维生素 E 每日摄入量为 10 毫克,高脂血症患者应遵医嘱摄入更多。因此,多食富含维生素 E 食品,是补充维生素 E 不足、防治高脂血症的有效方法。富含维生素 E 的食品有麦胚、谷胚、植物油、莴苣叶、柑橘、鱼肝油、奶油、蛋、瘦肉等。

4. 高脂血症宜食富含微量元素食品

(1)锌。是与人体脂质代谢相关的微量元素之一,缺锌可升高胆固醇、低密度脂蛋白和降低高密度脂蛋白。若食用精制食品过多,或因嗜酒、肝病、胃肠道疾病等,均可导致锌的摄入不足或吸收不良而导致缺锌,影响脂质代谢而导致高脂血症。中国营养学会推荐,健康成年人锌每日摄入量为 15 毫克,而高脂血症患者应遵医嘱摄入更多。富含锌的食品有黄米、大麦、稻米、麸皮、小麦胚芽、黑大豆、核桃仁、松子仁、葵花子、西瓜子、辣椒、蘑菇、牛肉、羊肉等。

(2)铬。是人体必需的微量元素之一,在糖代谢中起着重要作用,具有预防脂质代谢异常等作用。缺铬可降低高密度脂蛋白。中国营养学会推荐,健康成年人铬每日摄入量为 2～5 毫克,高脂血症患者应遵医嘱摄入更多。富含铬的食品有麦胚、麦皮、谷物、豆类、坚果、叶菜、啤酒、酵母、野生动物肉、家畜肝脏、牛肉、玉米、糙米、黑胡椒、红糖、葡萄汁、菌类等。

(3)锰。是人体必需的微量元素之一,健康成年人体内含有 10～20 毫克,广泛分布于各组织中。缺锰会引起人体糖耐量降低和脂质代谢异常,并可降低高密度脂蛋白。中国营养学会推荐,健康成年人锰每日摄入量为 5～10 毫克,高脂血症患者应遵医嘱摄入更多。富含锰的食品有糙米、粗制小麦、麦麸、谷物、豆类、坚果、茶叶、干果、蔬菜、水果、动物肝脏等。

(4)铜。是人体金属蛋白酶中不可缺少的微量元素,健康成年人体内含有100~150毫克,广泛分布于各组织和体液中。缺铜可升高胆固醇和低密度脂蛋白。中国营养学会推荐,健康成年人铜每日摄入量为2~3毫克,高脂血症患者应遵医嘱摄入更多。富含铜的食品有猪肝、猪肉、扁豆、芝麻、黄豆、菠菜、油菜、大白菜等。

5. 高脂血症宜食富含膳食纤维食品

膳食纤维是指膳食中不能被利用的碳水化合物和木质素,包括纤维素、半纤维素(或非纤维素性多糖)、木质素、果胶、藻胶、树胶、琼脂等。可溶性膳食纤维具有很强的吸水性,进入肠道后遇水膨胀,增加粪便体积,并促进胆固醇从粪便排出;可溶性膳食纤维还可与胆酸或其他脂质结合,减少胆固醇的吸收和脂蛋白的合成,从而加速低密度脂蛋白的清除。不可溶性膳食纤维虽在肠道几乎不被消化吸收,但可在肠道形成不可溶性复合物,即木质素纤维素,从而影响胆固醇的吸收并加速其排出。所以说,无论是可溶性膳食纤维,还是不可溶性膳食纤维,都具有降低血脂等作用,但可溶性膳食纤维降低血脂的作用,比不可溶性膳食纤维降低血脂的作用更强。蔬菜和水果膳食纤维含量丰富,如芹菜、韭菜、卷心菜、豆芽、竹笋、苹果、梨等;谷物和豆类膳食纤维含量很高,如未精制的谷物、薯类、黄豆、赤小豆、绿豆、蚕豆、豌豆、麦麸、琼脂等;菌类和藻类膳食纤维含量也较多,如海带、紫菜、木耳、蘑菇、平菇、香菇等。

6. 高脂血症宜适量饮酒

大量饮酒可抑制脂蛋白酯酶,使肝脏合成低密度脂蛋白增多,使低密度脂蛋白清除减慢,导致甘油三酯升高。而少量或适量地持续饮酒,可升高高密度脂蛋白、降低低密度脂蛋白。所以,坚持适量饮低度酒,每日以不超过50毫升为宜,可起到防治高脂血症的作用。

7. 高脂血症饮食结构宜合理

一般高脂血症的合理饮食结构，可归纳为两句话，即“一、二、三、四、五”和“红、黄、绿、白、黑”。

(1)一、二、三、四、五。“一”是指每日饮用1袋牛奶，内含250毫克钙，既补充了钙和蛋白质，又减少了高脂血症的发生率。“二”是指每日食用碳水化合物250～350克，即相当于主食300～400克，其中消瘦者可多食用，而肥胖者应少食用。“三”是指每日进食3份高蛋白质食品，每份可为瘦肉50克、鸡蛋1个、鸡鸭肉100克、鱼虾100克、豆腐100克等，以每日早、中、晚餐各一份为宜。“四”是指不甜不咸、有粗有细、三四五顿、七八成饱，即每日可吃三顿、四顿或五顿，每顿吃七八成饱。“五”是指每日食用500克蔬菜和水果，即400克蔬菜、100克水果。

(2)红、黄、绿、白、黑。“红”是指每日饮红葡萄酒50毫升，有助于升高高密度脂蛋白。每日还要进食1～2个西红柿，具有降低血脂等作用。“黄”是指胡萝卜、红薯、南瓜、玉米等，每日要适量食用其中的一种。“绿”是指饮绿茶和食用深绿色蔬菜，其所含的维生素C、茶多酚、茶碱等，具有降低血脂等作用。“白”是指每日适量食用燕麦片，一般每日50克，水煮5～10分钟，兑入牛奶食用，具有明显降低血脂等作用。“黑”是指每日食用黑木耳50克或香菇100克，泡发后烹饪，具有降低血脂等作用。

8. 高脂血症类型不同饮食结构宜不同

(1)Ⅰ型高脂血症。主要以乳糜微粒和甘油三酯升高为主，应限制脂肪的摄入。

(2)Ⅱ型高脂血症。$Ⅱ_a$型高脂血症：主要是胆固醇和低密度脂蛋白升高，应限制动物脂肪和胆固醇，宜食植物油和含不饱和脂肪酸食品。$Ⅱ_b$型高脂血症：除胆固醇、低密度脂蛋白升高外，还有极低密度脂蛋白升高，除限制动物脂肪和胆固醇外，还应限制碳水化合物，并补充适量植物油。

(3)Ⅲ型高脂血症。因胆固醇、甘油三酯均升高，故饮食结构应与Ⅱb型高脂血症相同。

(4)Ⅳ型高脂血症。以甘油三酯升高为主,应限制碳水化合物和中性脂肪。

(5)Ⅴ型高脂血症。因乳糜微粒升高明显,故应限制脂肪、胆固醇和碳水化合物。

9. 高脂血症应选择合适的烹饪方法

食品的烹饪方法不同,会直接影响食品营养成分的存在和吸收。根据高脂血症低脂肪、低热量饮食特点的需要,不宜选用焖、炒、炸、烧等烹饪方法,而宜选用蒸、炖、煮、凉拌等烹饪方法。

(1)蒸。在饮食调养烹饪中,被广泛应用。方法是:将食品拌好调料,隔水蒸熟即可。特点是:原汁原味,保持食品的原有营养成分不变。

(2)炖。又称清炖。方法是:将食品切片或块入锅,加适量水和调料拌匀,先用大火烧开,再用小火炖至熟烂即可。特点是:原汁原味,食品质地酥软入味。

(3)煮。煮的烹饪时间比炖的短,适用于体积小、易熟的食品。方法是:将食品入锅,加适量水和调料拌匀,先用大火煮沸,再用小火煮熟即可。特点是:味道新鲜,食品中的有效成分能较好地溶解于汤汁中。

(4)凉拌。凉拌是生食或近乎生食的一种方法,适用于蔬菜类食品。方法是:将食品切好,用沸水焯一下,沥水入盆,加调料拌匀即可。其特点是:鲜嫩而脆、清香可口,能较好地保存食品中的营养成分不被破坏。

10. 高脂血症饮食宜注意季节变化

胆固醇以秋季最高、夏季最低,两季间统计差别非常显著($P<0.005$);而甘油三酯以春季最高、秋季最低,两季间统计差别也非常显著($P<0.005$)。因此,在对高脂血症进行饮食调养时,必须考虑不同季节对血脂的影响。因春季甘油三酯水平最高,

故春季应减少动物脂肪和碳水化合物食品的摄入，并减少总热量的供给，以防甘油三酯过度升高。因夏季胆固醇水平最低，故可适当增加蛋黄和动物肉类食品，以保证体内胆固醇的供给。因秋季胆固醇水平最高，而甘油三酯水平最低，故应减少蛋黄、鱼子和动物脑、肝、肾、肠等胆固醇含量极高的食品的摄入，并适当增加动物脂肪和植物油的摄入，以防胆固醇的升高和甘油三酯的降低。

11. 高脂血症宜鱼-蔬饮食

鱼-蔬饮食是指仅摄取蔬菜、水果和鱼的饮食调养方法。鱼-蔬饮食的内容如下：蔬食品，可摄入大米、小米、豆类、坚果、小麦、燕麦、黑麦、玉米等；鱼食品，每日摄入一种鱼200～300克，以海鱼为主，制作时尽量少放油，若高血压病高脂血症，还应少放盐；喝淡茶、淡咖啡，每日不超过2杯；每日可饮少量低度酒，彻底戒烟；避免食用甜食，必要时，可用低热量的甜味剂代替。禁食肉类，如牛肉、猪肉、羊肉、家禽肉和野味等；禁食蛋及蛋制品；禁食全脂奶、奶酪及奶制品；禁食动物油，如猪油、牛油、羊油、鸡油、黄油等。

12. 高脂血症断食疗法和分期

断食并不是完全不进水，而是进极少量的水；断食也不是一点食品也不进，而是要适当补充食品的代用品，以补充一定的热量，维持人体正常的低水平代谢的需要。根据所补充的食品代用品的不同，断食疗法的种类也不同，如琼脂断食法、蜂蜜断食法、果汁断食法、苹果泥断食法、加酶果汁断食法、生菜汁断食法、米汤断食法等。也就是说，在正式断食期，可摄入适量的上述食品。高脂血症断食疗法，必须根据身体状况和病情，在医生的指导下进行。一套安全、有效、正规的断食疗法，全过程分为三个阶段，即逐渐减食期、正式断食期和逐渐增食期。

(1)逐渐减食期。为正式断食前的准备阶段，一般从正式断食期前2～3周开始，逐渐减少饮食量，不可偏食和过食，尤其要控制饮酒、吃甜食和吸烟。逐渐减食期持续日数,应与正式断食期持续日数相等,若采用 5 日断食疗法,就必须先有 5 日的逐渐减食期。此期饮食量应 1 日比 1 日减少,到逐渐减食期的最后 1 日,饮食量应接近断食。即在逐渐减食期的第 1 日,将饮食量减至平时饮食量的 5/6,第 2 日减至平时饮食量的 2/3,第 3 日减至平时饮食量的 1/2,第 4 日减至平时饮食量的 1/3,第 5 日减至平时饮食量的 1/6。

(2)正式断食期。此期主张坚持日常工作,既可分散注意力,又可避免断食所带来的痛苦和不适。断食日数从短到长、循序渐进,以达到使身体逐渐适应的目的。相反,若一开始就断食 7 日或 10 日,即使身体状况良好,也会感到头昏眼花,难以坚持日常工作,断食疗法也无法进行下去。

(3)逐渐增食期。正式断食期结束后,就进入逐渐增食期。逐渐增食期持续日数,应与前两期相等,如正式断食期为 5 日,则逐渐减食期和逐渐增食期也各为 5 日。而整个断食疗法全过程就为 15 日。逐渐增食期应逐渐增加饮食量,可按逐渐减食期的相反方向进行,忌骤然大量增食,以免给消化系统带来不适和负担。

为了逐渐适应断食疗法,可适当延长逐渐减食期和逐渐增食期。如 5 日断食疗法,可将逐渐减食期和逐渐增食期各增加 10 日,使整个断食疗法的全过程变为 35 日,即逐渐减食期、逐渐增食期各为 15 日,而正式断食期仍为 5 日。

13. 高脂血症忌过多摄入碳水化合物

碳水化合物是人体不可缺少的三大产热营养素之一,人体所需要的 50%的热量是由碳水化合物供给的。人们通常以面为主食,面中含有大量淀粉,是人类碳水化合物的主要来源。这些淀粉经消化以后,便可转化为人体需要的葡萄糖。从数量上来说,通过正常一日三餐所摄入的碳水化合物,已能够满足人体的需要,或已经超过了人体的需要。若在饮食中加入蔗糖,或正餐之外过多地食用甜食、水果糖、巧克力等,在肝脏内很快变成丙酮酸,进一步转化为胆固醇和甘油三酯，经低密度脂蛋白运载而进入血浆中，可导致血脂升高。老年人因胰腺功能下降，糖耐量降低，过多地摄入碳水化合物会引起糖代谢紊乱，使血糖升高而诱发或加重糖尿病，而糖尿病又可加重脂质代谢紊乱。

14. 高脂血症忌过多摄入脂肪

肥腻食品和动物油（除鱼油外），如猪油、羊油、牛油、鸡油、鸭油等，均富含脂肪（饱和脂肪酸）。饱和脂肪酸和胆固醇是体内合成胆固醇酯的重要原料，胆固醇对饱和脂肪酸有依赖关系，胆固醇只有溶解在饱和脂肪酸中，才能合成胆固醇酯。因此，多食富含脂肪（饱合脂肪酸）的肥腻食品和动物油，可使胆固醇、甘油三酯升高。若高脂血症过食肥腻食品和动物油，必然会火上浇油，使血脂更高。高脂血症每日脂肪摄入量，包括烹调油和动植物脂肪在内，应以低于50克为宜。

15. 高脂血症忌胆固醇摄入量过高

当从食品中摄入胆固醇量增加时，肝脏中合成便减少；反之，当从食品中摄入胆固醇量减少时，则肝脏中合成就增多。这样，通过肝脏的调节作用，使体内胆固醇保持在人体需要的正常水平。但人体对胆固醇的调节作用是有限的，故体内胆固醇含量过高或过低均对人体不利。高脂血症若再从食品中摄入过量胆固醇，必然会雪上加霜，使血脂升高。所以，高脂血症胆固醇的摄入量，应采用宁低勿高的原则，每日摄入量低于300毫克。高脂血症应尽量少食富含胆固醇食品，尤其应忌食胆固醇含量极高的蛋黄、鱼子和动物脑、肝、肾、肠等。高脂血症宜多食几乎不含胆固醇的植物性食品，如豆类、谷物等，它们所含的豆固醇、谷固醇等植物固醇，不仅不增加体内胆固醇含量，而且还能抑制肠壁对胆固醇的吸收。

16. 高脂血症忌吸烟

烟中的尼古丁具有升高胆固醇和降低高密度脂蛋白等作用，易引起血脂升高。因此，高脂血症应戒烟，且越早越好。

三、高脂血症辨证食疗方

1. 脾虚湿盛型高脂血症食疗方

脾虚湿盛型高脂血症主症、治则见前文介绍，以下食疗方，供酌情选用。

(1)泽泻、山药各 15 克，燕麦片、薏苡仁、大米各 60 克，蜂蜜适量。前 2 味水煎取汁，入薏苡仁、大米煮化，入燕麦片拌匀煮成粥，加蜂蜜调味即可。每日 1 剂，分 2 次食用，可常用。

(2)泽泻、白术各 10 克，丹参 15 克，白扁豆、粳米各 60 克，白糖适量。前 3 味水煎取汁，入白扁豆、粳米煮成粥，加白糖调味即可。每日 1 剂，分 2 次食用，可常用。

(3)银杏叶、白术各 10 克，甘草 6 克，薏苡仁、大米各 60 克，白糖适量。前 3 味水煎取汁，入薏苡仁、大米煮成粥，加白糖调味即可。每日 1 剂，分 2 次食用，可常用。

(4)生晒参末 2 克，茯苓末 10 克，玉米粗末、粳米各 60 克，白糖适量。玉米粗末、粳米入锅，加适量水煮成粥，加其余各味拌匀稍煮即可。每日 1 剂，分 2 次食用，可常用。

(5)白术、茯苓、葛根各 15 克，鲜山药片、粟米各 60 克，白糖适量。前 3 味水煎取汁，入粟米煮化，入鲜山药片煮成粥，加白糖调味即可。每日 1 次，分 2 次食用，可常用。

(6)山楂粉、茯苓粉、葛根粉各 30 克，粟米、大米各 60 克，白糖适量。粟米、大米入锅，加适量水煮至粥将成，加其余各味拌匀煮成粥即可。每日 1 剂，分 2 次食用，可常用。

(7)炙大黄末、茯苓末各 10 克，莲子、红枣各 15 克，粳米 100 克，红糖适量。莲子、红枣、粳米入锅，加适量水煮至粥将成，加其余各味拌匀煮成粥即可。每日 1 剂，分 2 次食用，可常用。

(8)泽泻、虎杖各 10 克，番茄片 150 克，水发海带丝、香菇丝、木耳片各 20 克，食盐、味精、五香粉、高汤各适量。前 2 味水煎取汁，待用。番茄片、水发海带丝、香菇丝、木耳片、高汤入锅，加适量水煮沸,加药汁、食盐、味精、五香粉拌匀煮熟入味即可。每日1剂,分2次佐餐食用,可常用。

(9)冬虫夏草粗末、薏苡仁粗末各15克,鲫鱼(约250克)1条,料酒、葱花、姜丝、五香粉、食盐、味精、芝麻油各适量。鲫鱼去鳞、鳃、内脏入盘,其余各味拌匀撒在鲫鱼上,入笼蒸熟即可。每日1剂,分2次佐餐食用,可常用。

(10)银杏叶、绞股蓝各10克,冬瓜块(去皮)300克,食盐、味精、高汤各适量。前2味水煎取汁,入冬瓜块、高汤大火煮沸,改小火煮至冬瓜块酥烂,加食盐、味精调味即可。每日1剂,分2次佐餐食用,可常用。

(11)决明子、茯苓各15克,粟米100克,饴糖适量。前2味水煎取汁,入粟米煮成粥,加饴糖调味即可。每日1剂,分2次食用,可常用。

(12)泽泻、沙苑子各15克,粟米、大米各60克,白糖适量。前2味水煎取汁,入粟米、大米煮成粥,加白糖调味即可。每日1剂,分2次食用,可常用。

(13)生晒参末2克,枸杞子30克,陈粟米100克,红糖适量。枸杞子、陈粟米入锅,加适量水煮至粥将成,加生晒参末、红糖拌匀煮成粥即可。每日1剂,分2次食用,可常用。

(14)生晒参末2克,核桃仁粗末50克,鲜牛奶200毫升,白糖适量。各味入锅拌匀,煮沸5～10分钟即可。每日1剂,分2次食用,可常用。

2. 湿热内蕴型高脂血症食疗方

湿热内蕴型高脂血症主症、治则见前文介绍,以下食疗方,供酌情选用。

(1)鲜马齿苋段250克,蒜片20克,红枣15枚,绿豆100克,白糖适量。红枣、绿豆入锅,加适量水煮化,加其余各味拌匀煮至绿豆酥烂即可。每日1剂,分2次食用,可常用。

(2)鲜苜蓿(切碎)、鲜芹菜叶(切碎)各100克,粟米、大米各

60克，食盐、味精各适量。粟米、大米入锅，加适量水煮至粥将成，加其余各味拌匀煮成粥即可。每日1剂，分2次食用，可常用。

(3)干荷叶20克，大枣15枚，绿豆、粳米各60克，蜂蜜适量。干荷叶水煎取汁，入大枣、绿豆、粳米煮成粥，加蜂蜜调味即可。每日1剂，分2次食用，可常用。

(4)鲜山药片、薏苡仁各60克，鲜蘑菇片100克，葱花、姜末、食盐、味精、芝麻油各适量。前2味入锅，加适量水大火煮沸，改小火煮10分钟，加其余各味拌匀煮沸即可。每日1剂，分2次佐餐食用，可常用。

(5)泽泻、虎杖各10克，大枣10枚，大米100克，蜂蜜适量。前2味水煎取汁，入大枣、大米煮成粥，加蜂蜜调味即可。每日1剂，分2次食用，可常用。

(6)茯苓10克，冬瓜皮30克，大枣10枚，白扁豆、粳米各60克，白糖适量。前2味水煎取汁，入大枣、白扁豆、粳米煮成粥，加白糖调味即可。每日1剂，分2次食用，可常用。

(7)干荷叶丝、泽泻各10克，乌龙茶3克，白糖适量。各味入杯，冲入沸水，加盖泡15分钟即可。每日1剂，代茶饮用，冲淡为止，可常用。

(8)玉米须60克，陈皮丝5克，红枣10枚，大米100克，白糖适量。前2味水煎取汁，入红枣、大米煮成粥，加白糖调味即可。每日1剂，分2次食用，可常用。

(9)鲜马齿苋段250克，水发海带丝30克，绿豆、粟米各60克，食盐、味精各适量。绿豆、粟米入锅，加适量水煮至粥将成，加其余各味拌匀煮成粥即可。每日1剂，分2次食用，可常用。

(10)茵陈、泽泻、葛根各10克，大米100克，白糖适量。前3味水煎取汁，入大米煮成粥，加白糖调味即可。每日1剂，分2次食用，可常用。

(11)炙大黄、陈皮各5克，鲜芹菜段150克，粟米100克，蜂蜜适量。前2味水煎取汁，入粟米煮至粥将成，入鲜芹菜段拌匀煮成粥,加蜂蜜调味即可。每日1剂,分2次食用,可常用。

(12)茯苓末10克,金花菜段250克,粟米、粳米各60克,白糖适量。粟米、粳米入锅,加适量水煮至粥将成,加其余各味拌匀煮成粥即可。每日1剂,分2次食用,可常用。

3. 肝肾阴虚型高脂血症食疗方

肝肾阴虚型高脂血症主症、治则见前文介绍,以下食疗方,供酌情选用。

(1)墨旱莲、银杏叶各15克,冬虫夏草粉10克,芡实末、粟米各30克,大米100克,蜂蜜适量。前2味水煎取汁,入芡实末、粟米煮至粥将成,入冬虫夏草粉拌匀煮成粥,加蜂蜜调味即可。每日1剂,分2次食用,可常用。

(2)女贞子、丹参各15克,炒黑芝麻末30克,粟米、黑糯米各60克,红糖适量。前2味水煎取汁,入粟米、黑糯米煮至粥将成,加炒黑芝麻末、红糖拌匀煮成粥即可。每日1剂,分2次食用,可常用。

(3)制何首乌、女贞子各15克,绞股蓝10克,粟米、血糯米各60克,红糖适量。前3味水煎取汁,入粟米、血糯米煮成粥,加红糖调味即可。每日1剂,分2次食用,可常用。

(4)女贞子、枸杞子各30克,水发黑木耳60克,大枣10枚,红糖适量。女贞子水煎取汁,加其余各味大火煮沸,改小火煮至大枣酥软即可。每日1剂,分2次食用,可常用。

(5)玉米须60克,墨旱莲、枸杞子各15克,炙何首乌末、葛根末、红糖各30克。前2味水煎取汁,入枸杞子大火煮沸,改小火煮10分钟,入用冷水调匀的炙何首乌末、葛根末、红糖拌匀煮成熟糊即可。每日1剂,分2次食用,可常用。

(6)银杏叶、制何首乌各15克,河蚌肉片200克,料酒、葱花、姜丝、食盐、味精、高汤各适量。前2味水煎取汁,加其余各味大火煮沸,改小火煮10分钟即可。每日1剂,分2次佐餐食用,可常用。

(7)炒花生米末50克,干山楂肉末、干核桃仁末、炒黑芝麻末各30克,红糖20克。各味入碗,用温水调匀,入笼蒸成熟糊即可。每日1剂,分1～2次食用,可常用。

(8)干决明子末、干核桃仁末、炒黑芝麻末各30克,薏苡仁、血糯米各60克,红糖适量。薏苡仁、血糯米入锅,加适量水煮至粥将成,入用温水调匀的干决明子末、干核桃仁末、炒黑芝麻末、红糖拌匀煮成粥糊即可。每日1剂,分2次食用,可常用。

(9)苹果2个,生何首乌末、干山楂末各30克,绿豆粉50克,湿淀粉、红糖各适量。苹果去核切碎,入家用果汁机搅成浆,待用。生何首乌末、干山楂末、绿豆粉入锅,用温水调匀,大火煮沸,改小火煮成稀糊,入苹果浆、红糖煮5分钟,加湿淀粉勾芡即可。每日1剂,分2次食用,可常用。

(10)生何首乌粉60克,生姜末10克,红枣20枚,鲜荠菜(切碎)200克,湿淀粉、红糖各适量。生姜末、红枣入锅,加适量水煮至红枣酥软,入鲜荠菜煮沸,入用温开水调匀的生何首乌粉、红糖拌匀煮沸,加湿淀粉勾芡即可。每日1剂,分2次食用,可常用。

(11)炙何首乌、枸杞子各20克,嫩牛肉块150克,熟竹笋片50克,红枣10枚,料酒、葱花、姜丝、食盐、味精、五香粉、湿淀粉、植物油各适量。炙何首乌水煎取汁,待用。植物油入锅,烧至六成热,入葱花、姜丝煸香,入熟竹笋片煸炒片刻,入嫩牛肉块、料酒煸炒片刻,入药汁、枸杞子、红枣、适量水大火煮沸,改小火煮20分钟,待嫩牛肉块酥烂,入食盐、味精、五香粉稍煮,加湿淀粉勾芡即可。每日1剂,分2次佐餐食用,可常用。

(12)丹参20克,三七末3克,炒黑芝麻末30克,粟米、血糯米各60克,蜂蜜适量。丹参水煎取汁,待用。粟米、血糯米入锅,加适量水煮至粥将成,入用药汁调匀的三七末、炒黑芝麻末拌匀煮成粥,加蜂蜜调味即可。每日1剂,分2次食用,可常用。

(13)女贞子、百合各30克,三七5克,兔块250克,料酒、葱花、姜丝、食盐、味精、五香粉、高汤各适量。女贞子、三七水煎取汁，加其余各味大火煮沸，改小火煮至兔块酥烂入味即可。每日1剂，分2次佐餐食用。可常用。

(14)陈皮、女贞子、枸杞子各15克，粟米、血糯米各60克，蜂蜜适量。前2味水煎取汁，入枸杞子、粟米、血糯米煮成粥，加蜂蜜调味即可。每日1剂，分2次食用，可常用。

(15)丹参、墨旱莲、炙何首乌各15克，粟米、大米各60克，冰糖适量。前3味水煎取汁，入粟米、大米煮至粥将成，加冰糖煮溶煮成粥即可。每日1剂，分2次食用，可常用。

(16)三七末5克，炒黑芝麻末30克，粟米60克，蜂蜜适量。粟米入锅，加适量水煮至粥将成，入三七末、炒黑芝麻末拌匀煮成粥，加蜂蜜调味即可。每日1剂，分2次食用，可常用。

4. 阴虚阳亢型高脂血症食疗方

阴虚阳亢型高脂血症主症、治则见前文介绍，以下食疗方，供酌情选用。

(1)决明子30克，生地黄、丹参各15克，炒黑芝麻末、芡实末、大米各60克，白糖适量。前3味水煎取汁，入芡实米、大米煮至粥将成，加炒黑芝麻末、白糖拌匀煮成粥即可。每日1剂，分2次食用，可常用。

(2)女贞子、银杏叶各15克，决明子30克，粟米、薏苡仁各60克，蜂蜜适量。前3味水煎取汁，入粟米、薏苡仁煮成粥，加蜂蜜调味即可。每日1剂，分2次食用，可常用。

(3)石决明30克，绞股蓝、枸杞子各15克，槐花10克，粳米100克，白糖适量。前4味水煎取汁，入粳米煮成粥，加白糖调味即可。每日1剂，分2次食用，可常用。

(4)炒决明子、钩藤各20克，白菊花10克，大米100克，蜂蜜适量。前3味水煎取汁，入大米煮成粥，加蜂蜜调味即可。每日1剂，分2次食用，可常用。

(5)钩藤30克，鲜芹菜段150克，水发黑木耳60克，食盐、味精、高汤各适量。钩藤水煎取汁，加其余各味煮沸煮熟即可。每日

1剂，分2次佐餐食用，可常用。

(6)炙何首乌20克，虎杖10克，鲜荠菜(切碎)200克，水发海带丝30克，生姜丝30克，食盐、味精、芝麻油各适量。前2味水煎取汁，加其余各味煮沸煮熟即可。每日1剂，分2次佐餐食用，可常用。

(7)生何首乌末30克，决明子末10克，鲜芹菜粗末150克，猪瘦肉末50克，粟米100克，料酒、食盐、味精各适量。粟米入锅，加适量水大火煮沸，改小火煮20分钟，入猪瘦肉末、料酒拌匀大火煮沸，改小火煮20分钟，入生何首乌末、决明子末、鲜芹菜粗末拌匀，小火煮20分钟煮成粥，加食盐、味精调味即可。每日1剂，分2次食用，可常用。

(8)生何首乌粉60克，枸杞子20克，鲜荠菜(切碎)200克，大枣20枚，生姜丝10克，湿淀粉、白糖各适量。枸杞子、大枣、生姜丝入锅，加适量水煮至大枣酥软，入鲜荠菜煮沸，入用温水调匀的生何首乌粉、白糖拌匀煮沸煮熟，加湿淀粉勾芡即可。每日1剂，分2次食用，可常用。

(9)制何首乌、枸杞子、桑寄生、泽泻、决明子各等量，白糖适量。前5味烘干，共研为细末拌匀，贮存备用。每次25克入杯，加白糖，冲入沸水，加盖泡15分钟即可。每日1～2次，代茶饮用，冲淡为止，可常用。

(10)女贞子、决明子、枸杞子、银杏叶各等量，白砂糖适量。前4味烘干，共研为细末拌匀，贮存备用。每次25克入杯，加白砂糖，冲入沸水，加盖泡15分钟即可。每日1～2次，代茶饮用，冲淡为止，可常用。

(11)何首乌30克，山楂、银杏叶各20克，粟米100克，白糖适量。前3味水煎取汁，入粟米煮成粥，加白糖调味即可。每日1剂，分2次食用，可常用。

5. 肝火炽盛型高脂血症食疗方

肝火炽盛型高脂血症主症、治则见前文介绍，以下食疗方，供酌情选用。

(1)虎杖、泽泻各10克,乌龙茶、苜蓿籽各3克,蜂蜜适量。前2味水煎取汁,入乌龙茶、苜蓿籽大火煮沸,改小火煮15分钟取汁,加蜂蜜调味即可。每日1剂,代茶饮用,连用10日为1个疗程。

(2)姜黄、大黄、蒲黄各5克,红枣10枚,蜂蜜适量。前3味水煎取汁,入红枣大火煮沸,改小火煮至红枣酥软,加蜂蜜调味即可。每日1剂,代茶饮用,连用10日为1个疗程。

(3)绞股蓝、银杏叶各15克,白菊花10克,赤小豆60克,蜂蜜适量。前3味水煎取汁,入赤小豆大火煮沸,改小火煮至赤小豆酥熟,加蜂蜜调味即可。每日1剂,分2次食用,连用10日为1个疗程。

(4)鲜马齿苋(切碎)、鲜芹菜叶(切碎)各100克,蒲黄末10克,粟米100克,蜂蜜适量。粟米入锅,加适量水煮至粥将成,入鲜马齿苋、鲜芹菜叶、蒲黄末拌匀煮成粥,加蜂蜜调味即可。每日1剂,分2次食用,可常用。

(5)鲜芹菜、鲜荠菜各200克,干银杏叶粗末10克,蜂蜜适量。干银杏叶粗末水煎取汁,待用。鲜芹菜、鲜荠菜切碎,入家用果汁机搅成浆,用干净纱布取汁,与药汁入锅煮沸,加蜂蜜调味即可。每日1剂,代茶饮用,可常用。

(6)生大黄6克,山楂10克,绿豆100克,蜂蜜适量。前2味水煎取汁,入绿豆煮化,加蜂蜜调味即可。每日1剂,分2次食用,连用10日为1个疗程。

(7)玉米须100克,豆腐块300克,水发香菇丝50克,食盐、味精、高汤各适量。玉米须水煎取汁,加其余各味大火煮沸,改小火煮10分钟即可。每日1剂,分2次佐餐食用,可常用。

(8)鲜马齿苋300克,蒜泥50克,海带丝30克,红糖、食盐、味精、食醋、芝麻油各适量。鲜马齿苋、海带丝入沸水焯一下,沥水入盆,加其余各味拌匀即可。每日1剂,分2次佐餐食用,可常用。

(9)鲜荠菜(切碎)200 克,山楂片 30 克,白糖适量。山楂片入锅,加适量水煮酥软,入鲜荠菜煮熟,加白糖调味即可。每日 1 剂,分 2 次食用,可常用。

(10)番茄 300 克,酸奶 200 毫升,白糖适量。番茄切碎,入家用果汁机搅成浆,加酸奶、白糖拌匀即可。每日 1 剂,分早、晚 2 次食用,可常用。

(11)鲜山楂、干海带各 500 克,白糖适量。鲜山楂去核,切碎烘干,研为细末,待用。干海带入米泔水浸泡 6～8 小时,切丝烘干,研为细末,与山楂细末拌匀,贮存备用。每次 15 克入杯,加白糖,冲入沸水,加盖泡 15 分钟即可。每日 2 次,代茶饮用,冲淡为止,可常用。

6. 气滞血瘀型高脂血症食疗方

气滞血瘀型高脂血症主症、治则见前文介绍,以下食疗方,供酌情选用。

(1)蒲黄末 10 克,蒜泥 30 克,白萝卜汁 60 毫升,洋葱片 50 克,陈粟米、大米各 60 克,红糖适量。陈粟米、大米入锅,加适量水煮化,入洋葱片煮至粥将成,加其余各味拌匀煮成粥即可。每日 1 剂,分 2 次食用,可常用。

(2)姜黄、陈皮各 10 克,鲜荠菜(切碎)150 克,绿豆、大米各 60 克,红糖适量。前 2 味水煎取汁,入绿豆、大米煮至粥将成,加鲜荠菜、红糖拌匀煮成粥即可。每日 1 剂,分 2 次食用,可常用。

(3)姜黄、橘叶各 15 克,紫菜 30 克,大枣 20 枚,大米 100 克,红糖适量。前 2 味水煎取汁,入大米、大枣煮至粥将成,加撕碎的紫菜、红糖煮成粥即可。每日 1 剂,分 2 次食用,可常用。

(4)银杏叶、山楂片各 15 克,苜蓿籽 10 克,红糖适量。各味入杯,冲入沸水,加盖泡 15 分钟即可。每日 1 剂,代茶饮用,冲淡为止,可常用。

(5)姜黄、陈皮各 10 克,绿茶 5 克,红糖适量。各味入杯,冲入沸水,加盖泡 15 分钟即可。每日 1 剂,代茶饮用,冲淡为止,可常用。

(6)鲜马齿苋300克,蒜泥300克,红糖10克,食盐、味精、芝麻油、食醋各适量。鲜马齿苋入沸水焯一下,沥水切碎入盆,加其余各味拌匀即可。每日1剂,分2次佐餐食用,可常用。

(7)山楂片30克,鲜荠菜(切碎)200克,红砂糖适量。山楂片入锅,加适量水大火煮沸,改小火煮10分钟,加鲜荠菜、红砂糖煮沸煮熟即可。每日1剂,分2次食用,可常用。

(8)青皮10克,山楂片30克,鲜荠菜(切碎)200克,大米100克,红糖适量。前2味水煎取汁,入大米煮至粥将成,加鲜荠菜、红糖拌匀煮成粥即可。每日1剂,分2次食用,可常用。

(9)陈皮、蒲黄各10克,粟米、粳米各60克,红砂糖适量。前2味水煎取汁,入粟米、粳米煮至粥将成,加红砂糖拌匀煮成粥即可。每日1剂,分2次食用,可常用。

(10)橘皮末、蒲黄末各10克,麦麸末30克,粟米60克,红砂糖适量。粟米入锅,加适量水煮至粥将成,加其余各味拌匀煮成粥即可。每日1剂,分2次食用,可常用。

(11)陈皮、山楂各10克,玉米粗末、粟米各60克,红糖适量。前2味水煎取汁,入玉米粗末、粟米煮成粥,加红糖调味即可。每日1剂,分2次食用,可常用。

四、高脂血症药食兼用品食疗方

1. 高脂血症人参食疗方

人参性温、味甘微苦,归脾经、肺经,具有大补元气、固脱生津、安神宁心、益气健脾、化痰降浊、活血降脂、增强机体抵抗力等功效。以下高脂血症人参食疗方,供酌情选用。

(1)人参末6克,麦门冬、五味子各10克,猪瘦肉片、平菇片各60克,料酒、葱花、姜丝、食盐、味精各适量,高汤300毫升。麦门冬、五味子水煎取汁,加其余各味大火煮沸,改小火煮20分钟即可。每日1剂,分2次佐餐食用,连用10日为1个疗程。具有滋养心肾、去脂通脉等作用,适用于肝肾阴虚型高脂血症。

(2)红参片10克,茯苓15克,鲜山药片、兔块100克,料酒、葱花、姜丝、食盐、味精、高汤各适量。前7味、高汤入锅,加适量水大火煮沸,改小火煮至兔块酥烂,加食盐、味精稍煮即可。每日1剂,分2次佐餐食用,连用10日为1个疗程。具有益气健脾、去脂利湿等作用,适用于脾虚湿盛型高脂血症。

(3)人参末、青皮末各10克,三七末6克,大米100克,红糖适量。大米入锅,加适量水煮至粥将成,加其余各味拌匀煮成粥即可。每日1剂,分2次食用,连用10日为1个疗程。具有补益气血、散瘀降脂等作用,适用于气滞血瘀型高脂血症。

(4)生晒参末10克,女贞子20克,粟米100克,红糖适量。女贞子水煎取汁,入粟米煮至粥将成,加生晒参末、红糖拌匀煮成粥即可。每日1剂,分2次食用,连用10日为1个疗程。具有益气养阴、去脂通脉等作用,适用于肝肾阴虚型高脂血症。

(5)生晒参末2克,核桃仁末50克,鲜牛奶200毫升,蜜糖适量。鲜牛奶入锅煮沸,入前2味拌匀煮熟,加蜜糖调味即可。每日1剂,分2次食用,连用10日为1个疗程。具有滋补五脏、益气降脂等作用,适用于各型高脂血症。

(6)人参叶、丹参粗末各10克,红糖适量。各味入杯,冲入沸水,加盖泡15分钟即可。每日1剂,代茶饮用,冲淡为止,连用10日为1个疗程。具有益气通脉、活血降脂等作用,适用于气滞血瘀型高脂血症。

不宜滥用或盲目超量或长期不恰当食用人参或人参制品,以免发生人参滥用综合征。人参滥用综合征临床表现为血压升高、鼻出血、精神过度兴奋、烦躁不安、急躁易怒、头痛失眠、头晕目眩等。

2. 高脂血症枸杞子食疗方

枸杞子性平、味甘,归肝经、肾经,具有补益精血、滋补肝肾、止遗明目、去脂降压、降糖减肥等功效。以下高脂血症枸杞子食疗方,供酌情选用。

(1)枸杞子、决明子、沙苑子各30克,粟米100克,红糖适量。决明子、沙苑子水煎取汁,入粟米、枸杞子煮成粥,加红糖调味即可。每日1剂,分2次食用,可常用。具有滋补肝肾、平肝降压、去脂减肥等作用,适用于肝肾阴虚型高脂血症。

(2)枸杞子30克,女贞子15克,菊花5克,大米100克,白糖适量。女贞子、菊花水煎取汁,入大米、枸杞子煮成粥,加白糖调味即可。每日1剂,分2次食用,可常用。具有滋补肝肾、去脂降压等作用,适用于肝肾阴虚型高脂血症。

(3)枸杞子30克,红枣10枚,鲜山药片、大米各100克,蜂蜜适量。枸杞子、红枣、大米入锅,加适量水煮化,入鲜山药片煮成粥,加蜂蜜调味即可。每日1剂,分2次食用,可常用。具有益气养阴、去脂降压等作用,适用于肝肾阴虚型高脂血症。

(4)枸杞子20克,决明子10克,小米100克,白糖适量。决明子水煎取汁,入小米、枸杞子煮成粥,加白糖调味即可。每日1剂,分2次食用,可常用。具有清热平肝、去脂降压等作用,适用于阴虚阳亢型高脂血症。

(5)枸杞子30克,西洋参末2克,陈粟米100克,白糖适量。枸杞子、陈粟米入锅,加适量水煮至粥将成,加西洋参末、白糖拌匀煮成粥即可。每日1剂,分2次食用,可常用。具有益气养阴、去脂降压等作用,适用于肝肾阴虚型高脂血症。

(6)枸杞子15克,青皮末10克,粟米100克,蜂蜜适量。枸杞子、粟米入锅,加适量水煮至粥将成,入青皮末拌匀煮成粥,加蜂蜜调味即可。每日1剂,分2次食用,可常用。具有滋补肝肾、化痰利湿、去脂降压等作用,适用于各型高脂血症。

(7)枸杞子30克,女贞子15克,白糖适量。各味入杯,冲入沸水,加盖泡15分钟即可。每日1剂,代茶饮用,冲淡为止,可常用。具有滋补肝肾、去脂降压等作用,适用于肝肾阴虚型高脂血症。

3. 高脂血症何首乌食疗方

何首乌性微温、味甘苦涩,归肝经、肾经,具有养血滋阴、润肠通便、截疟解毒、去脂降压、延年益寿等功效。以下高脂血症何首乌食疗方,供酌情选用。

(1)制何首乌30克,女贞子、生地黄、熟地黄各15克,鸽蛋4枚,蜂蜜适量。前4味水煎取汁2次,合并药汁,入鸽蛋煮熟,去壳后再煮片刻,加蜂蜜调味即可。每日1剂,分2次食用,连用10日为1个疗程。具有滋补肝肾、去脂降压等作用,适用于肝肾阴虚型高脂血症。

(2)干何首乌粉60克,女贞子15克,大米、粟米各50克,红糖适量。女贞子水煎取汁,入大米、粟米煮至粥将成,加干何首乌粉、红糖拌匀煮成粥即可。每日1剂,分2次食用,可常用。具有滋补肝肾、去脂降压等作用,适用于肝肾阴虚型高脂血症。

(3)制何首乌、枸杞子各20克,槐花、乌龙茶各3克,蜂蜜适量。前4味入杯,冲入沸水,加盖泡15分钟,加蜂蜜调味即可。每日1剂,代茶饮用,冲淡为止,可常用。具有滋补肝肾、去脂减肥、乌发降压等作用,适用于肝肾阴虚型高脂血症。

(4)炙何首乌30克,红枣、桂圆各15克,熟竹笋片50克,牛肉块150克,料酒、葱花、姜丝、食盐、味精、五香粉、芝麻油各适量。各味入砂锅,加适量水煮至牛肉块酥烂入味即可。每日1剂,分2次佐餐食用,可常用。具有补益气血、去脂降压等作用,适用于肝肾阴虚型高脂血症。

(5)炙何首乌20克,山楂片15克,陈皮丝10克,白鲤鱼(约350克)1条,料酒、葱花、姜末、食盐、味精、五香粉、芝麻油各适量。白鲤鱼去鳞、鳃、内脏入盘,其余各味拌匀撒在白鲤鱼上,入笼蒸半小时即可。每日1剂,分2次佐餐食用,可常用。具有补益肝肾、养血生精、理气活血、去脂降压等作用,适用于肝肾阴虚型、气滞血瘀型高脂血症。

(6)何首乌末30克,蒲黄末10克,鲜山药片、小米各60克,红糖适量。小米入锅,加适量水煮化,入鲜山药片煮至粥将成,加何首乌末、蒲黄末、红糖拌匀煮沸煮成粥即可。每日1剂,分2次食用,可常用。具有滋补肝肾、活血散瘀、去脂降压等作用,适用于肝肾阴虚型、气滞血瘀型高脂血症。

(7)何首乌30克,山楂片、冬瓜皮各20克,乌龙茶5克,白糖适量。前3味水煎取汁,趁沸冲入已放好乌龙茶、白糖的杯中,加盖泡15分钟即可。每日1剂,代茶饮用,冲淡为止,可常用。具有滋补肝肾、健脾利水、去脂降压等作用,适用于各型高脂血症。

(8)何首乌末20克,茶叶、槐花各3克,粳米100克,白糖适量。茶叶、槐花水煎取汁,入粳米煮至粥将成,加何首乌末、白糖拌匀煮沸煮成粥即可。每日1剂,分2次食用,可常用。具有滋阴清热、去脂降压等作用,适用于湿热内蕴型高脂血症。

(9)生何首乌末30克,鲜芹菜、鲜马齿苋各100克,嫩牛肉片60克,粟米100克,料酒、食盐、味精各适量。鲜芹菜、鲜马齿苋入沸水焯一下,沥水切碎,待用。粟米入锅,加适量水煮化,入嫩牛肉片、料酒拌匀大火煮沸,改小火煮至粥将成,加其余各味拌匀煮沸煮成粥即可。每日1剂,分2次食用,可常用。具有滋阴清热、利湿平肝、去脂降压等作用,适用于阴虚阳亢型高脂血症。

(10)生何首乌粉、海带末各250克,薏苡仁粉、芡实粉各300克,白糖适量。前4味拌匀,贮存备用。每次25克入碗,用凉开水调匀,置沸水锅内隔水边搅边煮成熟糊,加白糖调味即可。每日2次,食用,可常用。具有滋阴养血、消痰散瘀、去脂降压等作用,适用于各型高脂血症。

何首乌具有润肠通便功效,大便溏薄禁食。何首乌禁用铁器煮食,并禁与猪肉、羊肉、萝卜、葱和蒜等一起食用。

4. 高脂血症冬虫夏草食疗方

冬虫夏草性平、味甘,归肺经、肾经,具有补肺益肾、补益精气、止咳化痰、抗癌抗老、去脂减肥等功效。以下高脂血症冬虫夏草食疗方,供酌情选用。

(1)冬虫夏草粉10克,银杏叶、决明子各15克,白糖适量。各味入杯,冲入沸水,加盖泡15分钟即可。每日1剂,代茶饮用,冲淡为止,可常用。具有滋阴清热、平肝潜阳、去脂降压等作用,适用于阴虚阳亢型高脂血症。

(2)冬虫夏草末10克,女贞子15克,粟米100克,蜂蜜适量。女贞子水煎取汁,入粟米煮至粥将成,入冬虫夏草末拌匀煮沸煮成粥,加蜂蜜调味即可。每日1剂,分2次食用,可常用。具有滋补肝肾、化痰降脂等作用,适用于肝肾阴虚型高脂血症。

(3)冬虫夏草10克,三七末3克,白鲫鱼(约250克)1条,料酒、葱花、姜丝、食盐、味精、芝麻油各适量。白鲫鱼去鳞、鳃、内脏入盘,其余各味拌匀撒在白鲫鱼上,入笼蒸半小时即可。每日1剂,分2次佐餐食用,可常用。具有补虚健脾、化痰降浊、活血降脂等作用,适用于脾虚湿盛型高脂血症。

(4)冬虫夏草10克,泽泻15克,鸭块250克,料酒、葱花、姜丝、食盐、味精、高汤各适量。各味入砂锅,加适量水煮至鸭块酥烂即可。每日1剂,分2次佐餐食用,可常用。具有补虚健脾、利湿化痰、去脂降压等作用,适用于脾虚湿盛型高脂血症。

5. 高脂血症山楂食疗方

山楂性微温、味酸甘,归脾经、胃经、肝经,具有消食健胃、行气散瘀、去脂降压等功效。以下高脂血症山楂食疗方,供酌情选用。

(1)山楂末30克,蒲黄末10克,红枣10枚,粟米、大米各60克,红糖适量。粟米、大米、红枣入锅,加适量水煮至粥将成,加其余各味拌匀煮成粥即可。每日1剂,分2次食用,可常用。具有活血补血、散瘀去滞、去脂降压等作用,适用于气滞血瘀型高脂血症。

(2)山楂粉、葛根粉、茯苓粉各30克,青皮末10克,粟米、粳米各60克,红糖适量。粟米、粳米入锅,加适量水煮至粥将成,加其余各味拌匀煮成粥即可。每日1剂,分早晚2次食用,可常用。具有行气散瘀、健脾祛湿、去脂降压等作用,适用于气滞血瘀型高脂血症。

(3)山楂30克,泽泻12克,陈皮10克,薏苡仁、大米各60克,白糖适量。前3味水煎取汁,入薏苡仁、大米煮成粥,加白糖调味即可。每日1剂,分2次食用,可常用。具有清热利湿、活血消肿、去脂降压等作用,适用于湿热内蕴型高脂血症。

(4)山楂末30克,三七末5克,粟米、粳米各60克,白糖适量。粟米、粳米入锅,加适量水煮至粥将成,加其余各味拌匀煮成粥即可。每日1剂,分2次食用,可常用。具有消食导滞、活血化瘀、去脂降压等作用,适用于气滞血瘀型高脂血症。

(5)山楂片20克,银杏叶、绞股蓝各10克,乌龙茶1克,蜂蜜适量。前4味入杯,冲入沸水,加盖泡15分钟,加蜂蜜调味即可。每日1剂,代茶饮用,冲淡为止,可常用。具有清热化痰、益气降浊、去脂降压等作用,适用于湿热内蕴型高脂血症。

(6)山楂片、女贞子各30克,黑大豆、血米各60克,蜂蜜适量。前2味水煎取汁,入黑大豆、血米煮成粥,加蜂蜜调味即可。每日1剂,分2次食用,可常用。具有滋补肝肾、补虚散瘀、去脂降压等作用,适用于肝肾阴虚型高脂血症。

(7)山楂末、核桃仁末、炒黑芝麻末、花生米末各30克,蜂蜜适量。前4味拌匀,贮存备用。每次半剂入碗,冲入沸水,调匀成糊,入锅炖熟,加蜂蜜调味即可。每日2次,食用,可常用。具有滋补肝肾、补虚散瘀、去脂降压等作用,适用于肝肾阴虚型高脂血症。

(8)山楂片30克,泽泻20克,红枣10枚,白扁豆、小米各60克,饴糖适量。前2味水煎取汁,入红枣、白扁豆、小米煮成粥,加饴糖调味即可。每日1剂,分2次食用,可常用。具有益气健脾、利湿化瘀、去脂降压等作用,适用于脾虚湿盛型高脂血症。

(9)山楂、丹参各20克,蒲黄末、青皮末各10克,大米100克,蜂蜜适量。前2味水煎取汁,入大米煮至粥将成,加其余各味拌匀煮成粥即可。每日1剂,分2次食用,可常用。具有理气活血、消食导滞、去脂降压等作用,适用于气滞血瘀型高脂血症。

(10)山楂末、三七末、红花末各20克,粳米100克,红糖适量。粳米入锅,加适量水煮至粥将成,加其余各味拌匀煮成粥即可。每日1剂,分2次食用,可常用。具有活血化瘀、消食导滞、去脂降压等作用，适用于气滞血瘀型高脂血症。

山楂不宜过多食用，也不宜空腹食用，且食后应漱口，以防损伤牙釉质。

6. 高脂血症银杏叶食疗方

银杏叶性平、味甘苦涩，归肺经、肾经，具有清肺胃浊气、化痰定喘、补气养心、益肾滋阴、去脂降压等功效。以下高脂血症银杏叶食疗方，供酌情选用。

(1)银杏叶、山楂叶各 10 克，甘草 1 克，白糖适量。各味入杯，冲入沸水，加盖泡 15 分钟即可。每日 1 剂，代茶饮用，冲淡为止，可常用。具有补气养心、清浊降脂、化痰止咳等作用，适用于脾虚湿盛型高脂血症。

(2)银杏叶、女贞子各 15 克，大枣 10 枚，陈粟米 100 克，蜂蜜适量。前 2 味水煎取汁，入大枣、陈粟米煮成粥，加蜂蜜调味即可。每日 1 剂，分 2 次食用，可常用。具有滋补肝肾、补气养心、去脂化痰等作用，适用于肝肾阴虚型高脂血症。

(3)银杏叶、泽泻各 15 克，大米 100 克，饴糖适量。前 2 味水煎取汁，入大米煮成粥，加饴糖调味即可。每日 1 剂，分 2 次食用，可常用。具有健脾去湿、养阴去脂等作用，适用于脾虚湿盛型高脂血症。

(4)银杏叶 15 克，冬虫夏草粉、绞股蓝各 10 克，白糖适量。各味入杯，冲入沸水，加盖泡 15 分钟即可。每日 1 剂，代茶饮用，冲淡为止，可常用。具有滋补肝肾、化痰降脂等作用，适用于肝肾阴虚型高脂血症。

(5)银杏叶 10 克，毛冬青、菊花各 5 克，白糖适量。各味入杯，冲入沸水，加盖泡 15 分钟即可。每日 1 剂，代茶饮用，冲淡为止，可常用。具有清热平肝、去脂降压等作用，适用于肝火炽盛型高脂血症。

(6)银杏叶、花生叶各 5 克，粳米 100 克，白糖适量。前 2 味水煎取汁，入粳米煮成粥，加白糖调味即可。每日 1 剂，分 2 次食用，可常用。具有益肾滋阴、解毒降脂等作用，适用于肝肾阴虚型高脂血症。

7. 高脂血症槐花食疗方

槐花性微寒、味苦，归肝经、胆经，具有凉血止血、清肝降火、去脂降压等功效。以下高脂血症槐花食疗方，供酌情选用。

(1)槐花、菊花各10克，白鲫鱼(约250克)1条，料酒、葱花、姜丝、食盐、味精、芝麻油各适量。白鲫鱼去鳞、鳃、内脏入盘，其余各味拌匀撒在白鲫鱼上，入笼蒸熟即可。每日1剂，分2次佐餐食用，可常用。具有清泻肝火、平肝潜阳、去脂降压等作用，适用于肝火炽盛型高脂血症。

(2)槐花30克，女贞子15克，小米、粳米各60克，白糖适量。前2味水煎取汁，入小米、粳米煮成粥，加白糖调味即可。每日1剂，分2次食用，可常用。具有滋阴清热、平肝潜阳、去脂降压等作用，适用于阴虚阳亢型高脂血症。

(3)槐花60克，泽泻30克，黄酒500毫升。各味入广口瓶，加盖密封，每日振摇1次，浸泡7日启用。每次20毫升，每日1～2次，饮用，可常用。具有益气健脾、清热去湿、去脂降压等作用，适用于脾虚湿盛型高脂血症。

(4)槐花、菊花各10克，白糖适量。各味入杯，冲入沸水，加盖泡15分钟即可。每日1剂，代茶饮用，冲淡为止，可常用。具有清热解毒、平肝潜阳、去脂降压等作用，适用于肝火炽盛型高脂血症。

8. 高脂血症荷叶食疗方

荷叶性平、味苦涩，归心经、肝经、脾经，具有清暑利湿、清理头目、止血除烦、散瘀降脂等功效。以下高脂血症荷叶食疗方，供酌情选用。

(1)荷叶细末20克，蒲黄末10克，红枣15枚，粟米100克，白砂糖适量。红枣、粟米入锅，加适量水煮至粥将成，加其余各味拌匀煮成粥即可。每日1剂，分2次食用，可常用。具有清热利湿、散瘀降脂等作用，适用于湿热内蕴型高脂血症。

(2)干荷叶15克,决明子10克,茯苓末12克,大米100克,白砂糖适量。前2味水煎取汁,入大米煮至粥将成,加茯苓末、白糖拌匀煮成粥即可。每日1剂,分2次食用,可常用。具有益气健脾、利湿去脂等作用,适用于脾虚湿盛型高脂血症。

(3)鲜荷叶30克,姜黄10克,薏苡仁、粳米各60克,红糖适量。前2味水煎取汁,入薏苡仁、粳米煮成粥,加红糖调味即可。每日1剂,分2次食用,可常用。具有清利湿热、去瘀消暑、去脂降压等作用,适用于湿热内蕴型高脂血症。

(4)干荷叶丝20克,菊花、茉莉花各3克,白糖适量。各味入杯,冲入沸水,加盖泡15分钟即可。每日1剂,代茶饮用,冲淡为止,可常用。具有清热解毒、去脂降压等作用,适用于肝火炽盛型高脂血症。

(5)干荷叶30克,冬瓜子60克,赤小豆、薏苡仁各50克,红糖适量。前2味水煎取汁,入赤小豆、薏苡仁煮成粥,加白糖调味即可。每日1剂,分2次食用,可常用。具有清热利水、去脂消肿等作用,适用于湿热内蕴型高脂血症。

(6)干荷叶25克,陈葫芦10克,陈皮5克,茶叶3克,白糖适量。各味入杯,冲入沸水,加盖泡15分钟即可。每日1剂,代茶饮用,冲淡为止,可常用。具有清热利水、健脾去脂等作用,适用于脾虚湿盛型高脂血症。

(7)干荷叶50克,丝瓜皮、西瓜皮各10克,乌龙茶3克,白糖适量。前3味水煎取汁,加后2味煮沸即可。每日1剂,代茶饮用,冲淡为止,可常用。具有清热利水、健脾去脂等作用,适用于脾虚湿盛型高脂血症。

(8)荷叶20克,枇杷丁(去皮)、苹果丁、藕丁各30克,蜂蜜适量。荷叶水煎取汁,入枇杷丁、苹果丁、藕丁煮沸煮酥软,加蜂蜜调味即可。每日1剂,分2次食用,可常用。具有清热利湿、健脾去脂等作用,适用于脾虚湿盛型高脂血症。

(9)荷叶20克,鲜山药片、藕片各50克,大米100克,白糖适量。荷叶水煎取汁,入大米煮化,入鲜山药片、藕片煮沸煮成粥,加白糖调味即可。每日1剂,分2次食用,可常用。具有益气健脾、利水去脂等作用，适用于脾虚湿盛型高脂血症。

(10)荷叶1张，枇杷叶20克，冬瓜块(去皮)500克，葱花、姜末、食盐、味精、高汤各适量。前2味切碎入锅，加适量水大火煮沸，改小火煮20分钟取汁，入冬瓜块、高汤大火煮沸，改小火煮至冬瓜块酥烂，加各味调料拌匀煮沸即可。每日1剂，分2次佐餐食用，可常用。具有清热化浊、利湿化痰、去脂降压等作用，适用于湿热内蕴型高脂血症。

9. 高脂血症马齿苋食疗方

马齿苋性寒、味酸，归大肠经、肝经，具有清热解毒、散瘀消肿、去脂降压等功效。以下高脂血症马齿苋食疗方，供酌情选用。

(1)鲜马齿苋(切碎)150克，蒲黄末、青皮末各10克，粟米100克，红糖适量。粟米入锅，加适量水煮至粥将成，加其余各味拌匀煮成粥即可。每日1剂，分2次食用，连用10日为1个疗程。具有清热解毒、理气活血、散瘀降脂等作用，适用于气滞血瘀型高脂血症。

(2)鲜马齿苋(切碎)250克，赤小豆60克，茯苓末10克，红枣10枚，红糖适量。赤小豆、红枣入锅，加适量水煮化，加其余各味拌匀煮沸煮成粥即可。每日1剂，分2次食用，可常用。具有清化痰湿、活血降脂、活络通脉等作用，适用于湿热内蕴型高脂血症。

(3)鲜马齿苋(切碎)200克，姜黄末5克，萝卜丝、粟米各60克，葱花、姜末、食盐、味精各适量。粟米入锅，加适量水煮化，入萝卜丝拌匀煮至粥将成，加其余各味拌匀煮成粥即可。每日1剂，分2次食用，可常用。具有清热解毒、散瘀降脂、消食导滞等作用，适用于湿热内蕴型、气滞血瘀型高脂血症。

(4)鲜马齿苋(切碎)150克，三七末5克，粟米、粳米各60克，红糖适量。粟米、粳米入锅，加适量水煮至粥将成，加其余各味拌匀煮成粥即可。每日1剂，分2次食用，可常用。具有活血通脉、去脂解毒等作用，适用于气滞血瘀型高脂血症。

(5)鲜马齿苋300克，蒲黄末10克，豆浆200毫升，白糖适量。

鲜马齿苋入温开水浸泡片刻，沥水切碎，入家用果汁机搅成浆，用干净纱布取汁，待用。豆浆入锅煮沸，加其余各味拌匀煮沸即可。每日 1 剂，分早晚 2 次饮用，可常用。具有活血通脉、解毒降脂等作用，适用于气滞血瘀型高脂血症。

(6)鲜马齿苋 300 克，胡萝卜丝 30 克，红糖、食盐、味精、食醋、芝麻油各适量。鲜马齿苋入沸水焯透，沥水切碎入盆，加其余各味拌匀即可。每日 1 剂，分 2 次佐餐食用，可常用。具有清热解毒、理气活血、消肿降脂等作用，适用于各型高脂血症。

马齿苋性寒，脾胃虚弱、肠滑腹泻、妊娠期等禁食。

10. 高脂血症绞股蓝食疗方

绞股蓝性平、味微苦，入脾经、胃经、肺经，具有益气补脾、扶正抗癌、化痰降浊、去脂降压等功效。以下高脂血症绞股蓝食疗方，供酌情选用。

(1)绞股蓝 15 克，决明子 30 克，菊花 10 克，白糖适量。前 3 味入锅，加适量水大火煮沸，改小火煎半小时取汁，加白糖调味即可。每日 1 剂，分 2 次饮用，连用 10 日为 1 个疗程。具有清热平肝、健脾降浊、去脂降压等作用，适用于各型高脂血症。

(2)绞股蓝、银杏叶各 10 克，槐花 5 克，白糖适量。各味入杯，冲入沸水，加盖泡 15 分钟即可。每日 1 剂，代茶饮用，冲淡为止，可常用。具有清热化痰、益气降浊、去脂降压等作用，适用于各型高脂血症。

(3)绞股蓝 15 克，山药 20 克，粟米 100 克，蜂蜜适量。前 2 味水煎取汁，入粟米煮成粥，加蜂蜜调味即可。每日 1 剂，分 2 次食用，可常用。具有益气健脾、化痰降脂等作用，适用于脾虚湿盛型高脂血症。

(4)绞股蓝 15 克，山楂、陈皮各 10 克，红糖适量。各味入杯，冲入沸水，加盖泡 15 分钟即可。每日 1 剂，代茶饮用，冲淡为止，可常用。具有理气活血、益气健脾、去脂降压等作用，适用于气滞血瘀型高脂血症。

(5)绞股蓝末15克,红枣15枚,鲜山药片、粳米各100克,蜂蜜适量。红枣、粳米入锅,加适量水煮化,入鲜山药片拌匀煮至粥将成,入绞股蓝末拌匀煮成粥,加蜂蜜调味即可。每日1剂,分2次食用,可常用。具有益气健脾、补虚去脂等作用,适用于脾虚湿盛型高脂血症。

(6)绞股蓝、罗布麻叶各15克,白糖适量。前2味水煎取汁2次,每次水煎15分钟取汁500毫升,合并药汁,加白糖调味即可。每日1剂,代茶分次饮用,可常用。具有益气平肝、去脂降压等作用,适用于各型高脂血症。

(7)绞股蓝(布包)20克,乌龟(约250克)1只,料酒、葱花、姜末、食盐、味精各适量。乌龟活杀、去内脏、切块,与其余各味入砂锅,加适量水大火煮沸,改小火煮至乌龟块酥熟入味即可。每日1剂,分2次佐餐食用,可常用。具有滋补阴阳、去脂降压等作用,适用于肝肾阴虚型高脂血症。

11. 高脂血症陈皮食疗方

陈皮性温、味辛苦,归脾经、肺经,具有理气健脾、燥湿化痰、去脂等功效。以下高脂血症陈皮食疗方,供酌情选用。

(1)陈皮、黄精各10克,丹参15克,大米100克,红糖适量。前3味水煎取汁,入大米煮成粥,加红糖调味即可。每日1剂,分2次食用,可常用。具有理气活血、滋阴补虚、化痰降脂等作用,适用于气滞血瘀型高脂血症。

(2)陈皮末、陈葫芦末各10克,干荷叶末、乌龙茶各5克,白砂糖适量。各味入杯,冲入沸水,加盖泡15分钟即可。每日1剂,代茶饮用,冲淡为止,可常用。具有清热利水、理气健胃、去脂化痰等作用,适用于湿热内蕴型高脂血症。

(3)陈皮末10克,红枣15枚,赤小豆、粟米各60克,白糖适量。红枣、赤小豆、粟米入锅,加适量水煮至粥将成,加陈皮末、白糖拌匀煮成粥即可。每日1剂,分2次食用,可常用。具有清利湿热、理气活血、去脂降压等作用,适用于湿热内蕴型高脂血症。

(4)陈皮末、蒲黄末各10克,大米100克,红糖适量。大米入锅,加适量水煮至粥将成,加其余各味拌匀煮成粥即可。每日1剂,分2次食用,可常用。具有理气活血、去脂化痰等作用,适用于气滞血瘀型高脂血症。

(5)陈皮末、姜黄末各10克,菊花5克,红糖适量。各味入杯,冲入沸水,加盖泡15分钟即可。每日1剂,代茶饮用,冲淡为止,可常用。具有理气活血、去脂降压等作用,适用于气滞血瘀型高脂血症。

(6)陈皮、决明子各10克,野菊花5克,白糖适量。各味入杯,冲入沸水、加盖泡15分钟即可。每日1剂,代茶饮用,冲淡为止,可常用。具有清热泻肝、燥湿化痰、去脂降压等作用,适用于肝火炽盛型高脂血症。

(7)鲜陈皮、红糖各500克。鲜陈皮切丝入锅,加适量水,加红糖250克拌匀,中火煮沸,改小火边搅边煮至将干(不要烧焦),再加红糖250克拌匀,入盘风干,贮存备用。每次15克,每日2次,细嚼慢咽,可常用。具有理气健脾、降脂化痰等作用,适用于各型高脂血症。

陈皮性温,气虚、阴虚、燥咳等禁食,吐血慎食。

12. 高脂血症海带食疗方

海带性寒、味咸,归肝经、肾经,具有消痰软坚、利水消肿、延年抗癌、去脂降压等功效。以下高脂血症海带食疗方,供酌情选用。

(1)海带500克,何首乌粉250克,山楂末300克,芡实粉750克,红糖适量。海带入米泔水浸泡6～8小时,切丝烘干,研为细末,与何首乌粉、山楂末、芡实粉拌匀,贮存备用。每次30克入碗,用凉开水调匀,置沸水锅内边搅边煮成熟糊,加红糖调味即可。每日2次,食用,可常用。具有滋阴养血、消炎降脂、活血降压等作用,适用于气滞血瘀型高脂血症。

(2)水发海带片60克,蒲黄末15克,陈皮丝10克,红枣15枚,白糖适量。水发海带片、陈皮丝、红枣入锅,加适量水煮至红枣酥软，加其余2味拌匀煮沸即可。每日1剂，分早晚2次食用，可常用。具有理气活血、化痰散瘀、去脂降压等作用，适用于气滞血瘀型高脂血症。

(3)海带500克，丹参粗末、山楂粗末各300克，陈皮末150克，红糖适量。海带入米泔水浸泡6～8小时，切碎烘干，研为粗末，与其余4味拌匀，贮存备用。每次30克，加适量水煮成熟糊即可。每日2次，食用，可常用。具有理气化痰、活血化瘀、去脂降压等作用，适用于气滞血瘀型高脂血症。

(4)海带20克，冬瓜片100克，山药片60克，薏苡仁、黄豆各30克，蜂蜜适量。海带水发切丝，待用。黄豆温水泡软，与薏苡仁入锅，加适量水煮酥软，入前3味拌匀大火煮沸，改小火煮至黄豆酥烂，加蜂蜜调味即可。每日1剂，分2次食用，可常用。具有清热利尿、健脾祛湿、去脂降压等作用，适用于脾虚湿盛型高脂血症。

(5)水发海带丝100克，鲜蘑菇片、黄豆芽各150克，鲜山药片、猪瘦肉片各60克，料酒、葱花、姜丝、食盐、味精、芝麻油各适量。前8味入锅，加水没过，大火煮沸，改小火煮半小时，加后3味拌匀调味即可。每日1剂，分2次佐餐食用，可常用。具有健脾祛湿、去脂降压等作用，适用于脾虚湿盛型高脂血症。

(6)水发海带片、水发腐竹段各100克，枸杞子20克，胡萝卜丝、猪瘦肉丝各30克，料酒、葱花、姜丝、食盐、味精、植物油各适量。植物油入锅，烧至七成热，入葱花、姜丝煸香，入胡萝卜丝、猪瘦肉丝、料酒煸炒片刻，入水发海带丝、水发腐竹段、枸杞子翻炒至猪瘦肉丝熟，加食盐、味精、适量水拌匀煮沸即可。每日1剂，分2次佐餐食用，可常用。具有滋阴泻浊、去脂降压等作用，适用于肝肾阴虚型高脂血症。

(7)海带20克，姜黄末5克，萝卜、小米各100克，葱花、姜末、食盐、味精、色拉油各适量。海带水发切丝，萝卜去皮切丝，待用。小米入锅，加适量水大火煮沸，入海带、萝卜拌匀煮沸，改小火煮成粥，加其余各味拌匀煮沸即可。每日1剂，分早晚2次食用，可常用。具有清热解毒、理气导滞、活血散瘀、去脂降压等作用，适用于气滞血瘀型高脂血症。

(8)海带30克，胡萝卜100克，陈皮末，蒲黄末各10克，葱花、姜丝、食盐、味精、芝麻油各适量。海带水发切片、胡萝卜去皮切丝，2味一起入锅，加适量水大火煮沸，入陈皮末、蒲黄末拌匀煮沸，改小火煮至胡萝卜酥熟，加各味调料拌匀稍煮即可。每日1剂，分2次佐餐食用，可常用。具有清热解毒、理气降浊、活血散瘀、去脂降压等作用，适用于气滞血瘀型高脂血症。

(9)海带30克，香橼皮20克，虎杖15克，红枣15枚，红糖适量。海带水发切片，待用。虎杖、香橼皮水煎取汁，入红枣、海带大火煮沸，改小火煮至红枣酥软，加红糖调味即可。每日1剂，分2次食用，可常用。具有理气化痰、活血散瘀、去脂降压等作用，适用于气滞血瘀型高脂血症。

(10)海带500克，生何首乌粉250克，炒芝麻末300克，蜂蜜适量。海带入米泔水浸泡6～8小时，切丝烘干，研为细末，与生何首乌粉、炒芝麻末拌匀，贮存备用。每次30克入碗，用温开水调匀，置沸水锅中边搅边煮成熟糊，加蜂蜜调味即可。每日2次，食用，可常用。具有温补肝肾、润肠通便、消痰软坚、去脂降压等作用，适用于肝肾阴虚型高脂血症。

海带性寒，脾胃虚弱、湿热内蕴等慎食。

13. 高脂血症茶叶食疗方

茶叶性凉、味甘苦，归心经、肺经、胃经，具有提神益思、去烦止渴、防龋固齿、清除口臭、去腻消食、清热解毒、清肝明目、杀菌消炎、防治痢疾、活络降压、去脂减肥、强心降糖、利尿消肿、防治癌肿、防治辐射、增强体质、延年益寿等功效。以下高脂血症茶叶食疗方，供酌情选用。

(1)茶叶、川芎、素馨花各6克，茉莉花、红花各1.5克，白糖适量。各味入杯，冲入沸水，加盖泡15分钟即可。每日1剂，代茶饮用，冲淡为止，可常用。具有清肝明目、开窍安神、行气止痛、活血降脂等作用，适用于气滞血瘀型高脂血症。

(2)茶叶10克，鲜白茅根、冬瓜皮各60克，红枣15枚，大米100克，白糖适量。前3味水煎取汁，入红枣、大米煮成粥，加白糖调味即可。每日1剂，分2次食用，连用10日为1个疗程。具有清热解毒、利尿消肿、健脾补虚、去脂降压等作用，适用于湿热内蕴型高脂血症。

(3)绿茶5克，何首乌、枸杞子、丹参各10克，蜂蜜适量。前4味入杯，冲入沸水，加盖泡15分钟，加蜂蜜调味即可。每日1剂，代茶饮用，冲淡为止，可常用。具有滋补肝肾、清热活血、去脂降压等作用，适用于肝肾阴虚型高脂血症。

(4)绿茶10克，枸杞子15克，水发黑木耳50克，乌鸡块200克，料酒、葱花、姜丝、食盐、味精各适量。各味入砂锅，加水没过，大火煮沸，改小火煮至乌鸡块酥烂入味即可。每日1剂，分2次佐餐食用，可常用。具有滋阴清热、去脂降压等作用，适用于肝肾阴虚型高脂血症。

(5)绿茶2克，苹果皮、葛根各30克，槐花3克，白糖适量。苹果皮、葛根水煎取汁，趁沸冲入盛有绿茶、槐花、白糖的杯中，加盖泡15分钟即可。每日1剂，代茶饮用，冲淡为止，可常用。具有清热平肝、润燥除烦、去脂降压等作用，适用于肝火炽盛型高脂血症。

(6)茶叶、菊花、山楂各5克，白糖适量。各味入杯，冲入沸水，加盖泡15分钟即可。每日1剂，代茶饮用，冲淡为止，可常用。具有清热泻肝、明目润燥、去脂降压等作用，适用于肝火炽盛型高脂血症。

(7)绿茶1克，红茶、檀香各5克，赤砂糖适量。各味入杯，冲入沸水、加盖泡15分钟即可。每日1剂，代茶饮用，冲淡为止，连用10日为1个疗程。具有清肝明目、理气活血、去脂降压等作用，适用于气滞血瘀型高脂血症。

(8)茶叶9克，高粱穗、茜草各10克，红糖适量。前3味水煎取汁，加红糖调味即可。每日1剂，分2次饮用，可常用。具有清肝明目、活血化瘀、去脂降压等作用，适用于气滞血瘀型高脂血症。

(9)绿茶10克，蚕豆壳、冬瓜子各50克，白糖适量。蚕豆壳、冬瓜子水煎取汁，趁沸冲入盛有绿茶、白糖的杯中，加盖泡15分钟即可。每日1剂，代茶饮用，冲淡为止，连用10日为1个疗程。具有清热解毒、利尿消肿、去脂降压等作用，适用于湿热内蕴型高脂血症。

(10)绿茶5克，西瓜皮、冬瓜皮各50克，白糖适量。西瓜皮、冬瓜皮水煎取汁，趁沸冲入盛有绿茶、白糖的杯中，加盖泡15分钟即可。每日1剂，代茶饮用，冲淡为止，可常用。具有清热解毒、利尿消肿、去脂降压等作用，适用于湿热内蕴型高脂血症。

饮茶防治高脂血症，以清淡为佳、适量为宜、即泡即饮、饭后少饮、睡前不饮、有并发症慎饮为原则，并坚持长期饮用。

14. 高脂血症螺旋藻食疗方

螺旋藻性寒、味苦咸，归胃经、肝经，具有提高免疫功能、降压降脂、调理肠胃、改善便秘、抗辐射、抗衰老等功效。以下高脂血症螺旋藻食疗方，供酌情选用。

(1)螺旋藻粉10克，陈皮末6克，薏苡仁、大米各60克，白糖适量。薏苡仁、大米入锅，加适量水煮至粥将成，加其余各味煮沸煮成粥即可。每日1剂，分2次食用，可常用。具有健脾化湿、去脂降压等作用，适用于脾虚湿盛型高脂血症。

(2)螺旋藻粉10克，鲜山药片、粟米各100克，白糖适量。粟米入锅，加适量水煮化，入鲜山药片煮至粥将成，加其余2味拌匀煮沸煮成粥即可。每日1剂，分2次食用，可常用。具有健脾利湿、去脂降压等作用，适用于脾虚湿盛型高脂血症。

(3)螺旋藻粉10克，三七末3克，红糖适量。各味入杯，冲入沸水，加盖泡15分钟即可。每日1剂，代茶饮用，冲淡为止，可常用。具有活血化瘀、去脂降压等作用，适用于气滞血瘀型高脂血症。

15. 高脂血症薏苡仁食疗方

薏苡仁性凉、味甘淡，归肺经、脾经，具有健脾补肺、去脂减肥、利湿降压、抗癌等功效。以下高脂血症薏苡仁食疗方，供酌情选用。

(1)薏苡仁 10 克,莲子 30 克,红枣 10 枚,制大黄末 5 克,红糖 20 克。前 3 味温水浸泡入锅,加适量水煮酥软,加后 2 味拌匀稍煮即可。每日 1 剂,分 2 次食用,可常用。具有清热解毒、攻积散瘀、活血去脂等作用,适用于脾虚湿盛型高脂血症。

(2)薏苡仁、芡实各 60 克,黄精、丹参各 15 克,决明子 10 克,红糖适量。黄精、丹参、决明子水煎取汁,入薏苡仁、芡实煮成粥,加红糖调味即可。每日 1 剂,分 2 次食用,可常用。具有补益肝肾、滋阴降脂等作用,适用于肝肾阴虚型高脂血症。

(3)薏苡仁、赤小豆各 60 克,冬瓜子、西瓜皮各 30 克,蜂蜜适量。冬瓜子、西瓜皮水煎取汁,入薏苡仁、赤小豆煮酥烂,加蜂蜜调味即可。每日 1 剂,分 2 次食用,可常用。具有清热利水、健脾和胃、去脂减肥等作用,适用于脾虚湿盛型高脂血症。

(4)薏苡仁、芡实、赤小豆、白扁豆各 30 克,大米 60 克,白砂糖适量。前 5 味入锅,加适量水煮成粥,加白砂糖调味即可。每日 1 剂,分 2 次食用,可常用。具有健脾补肾、利湿消肿、去脂减肥等作用,适用于脾虚湿盛型高脂血症。

(5)薏苡仁、赤小豆、粳米各 60 克,白茯苓粉 20 克,白糖适量。前 3 味入锅,加适量水煮至粥将成,加后 2 味拌匀煮成粥即可。每日 1 剂,分 2 次食用,可常用。具有健脾祛湿、清热利水、去脂减肥等作用,适用于脾虚湿盛型高脂血症。

(6)薏苡仁、菱角肉各 30 克,鲜山药块、粳米各 100 克,白糖适量。薏苡仁、粳米入锅,加适量水煮化,入菱角肉、鲜山药块拌匀煮成粥,加白糖调味即可。每日 1 剂,分 2 次食用,可常用。具有健脾利水、去脂减肥等作用,适用于脾虚湿盛型高脂血症。

16. 高脂血症魔芋食疗方

魔芋性寒、味辛,归脾经、胃经、肝经,具有消肿解毒、去脂减肥、开胃抗癌等功效。以下高脂血症魔芋食疗方,供酌情选用。

(1)鲜魔芋丝 150 克,白萝卜丝、胡萝卜丝各 100 克,绿豆芽

50 克,决明子、菊花各 10 克,食盐、味精、胡椒粉、高汤各适量。决明子、菊花水煎取汁,入前 4 味、高汤大火煮沸,改小火煮 20 分钟至鲜魔芋丝酥软,加食盐、味精、胡椒粉稍煮即可。每日 1 剂,分 2 次食用,可常用。具有清热解毒、理气舒肝、去脂减肥等作用,适用于肝火炽盛型高脂血症。

(2)魔芋 200 克,芹菜段 150 克,水发海带丝 50 克,蒜泥 10 克,葱花、姜丝、食盐、味精、食醋、芝麻油各适量。魔芋去皮切丝,入沸水焯透,沥水,待用。芹菜段入沸水焯一下,沥水入盆,加其余各味拌匀即可。每日 1 剂,分 2 次佐餐食用,可常用。具有清热泻肝、去脂降压等作用,适用于肝火炽盛型高脂血症。

(3)魔芋丝 150 克,青辣椒丝、胡萝卜丝各 50 克,金针菇片 30 克,葱花、姜末、食盐、味精、植物油各适量。魔芋丝入沸水煮 10 分钟,沥水,待用。植物油入锅,烧至六成热,入葱花、姜末煸香,入前 4 味煸炒至熟,加食盐、味精调味即可。每日 1 剂,分 2 次佐餐食用,可常用。具有清热解毒、理气和胃、去脂减肥等作用,适用于各型高脂血症。

(4)魔芋丝 150 克,火腿肉丝、韭菜段各 100 克,料酒、葱花、姜丝、味精、食盐、色拉油各适量。魔芋丝入沸水煮 10 分钟,沥水,待用。色拉油入锅,烧至六成热,入葱花、姜丝煸香,入前 2 味煸炒片刻,入韭菜段煸炒至熟,加食盐、味精调味即可。每日 1 剂,分 2 次佐餐食用,可常用。具有清热解毒、补益肝肾、去脂减肥等作用,适用于各型高脂血症。

五、高脂血症食品食疗方

1. 高脂血症玉米食疗方

玉米性平、味甘淡,归脾经、胃经、肾经,具有健脾调中、益肺宁心、开胃利胆、除湿利尿、去脂降压、降糖降浊、防癌健脑等功效。以下高脂血症玉米食疗方,供酌情选用。

(1)玉米粉、粟米粉、糯米粉各 60 克,何首乌粉、葛根粉、魔芋粉各20克，葱花、姜末、食盐、味精、植物油各适量。前6味拌匀，加适量温开水揉成8个米粉团，擀成8个米粉饼，在揉擀过程中，加葱花、姜末、食盐、味精、植物油。植物油入平底煎锅，烧至七成热，逐个放入米粉饼，小火边煎边烘烤，待米粉饼煎烤至酥香松软即可。每日1剂，分早晚2次食用，连用10日为1个疗程。具有滋阴养血、补虚降脂等作用，适用于肝肾阴虚型高脂血症。

(2)玉米粗末50克，山楂片、陈皮各10克，红枣15枚，粟米100克，红糖适量。山楂片、陈皮水煎取汁，入玉米粗末、红枣、粟米煮成粥，加红糖调味即可。每日1剂，分2次食用，可常用。具有健脾开胃、理气活血、去脂降压等作用，适用于气滞血瘀型高脂血症。

(3)玉米粗末、小麦片、赤小豆各60克，红枣10枚，白糖适量。赤小豆、红枣入锅，加适量水煮化，入用凉开水调匀的玉米粗末、小麦片拌匀煮沸煮成粥，加白糖调味即可。每日1剂，分2次食用，可常用。具有健脾和胃、利水除湿、去脂降压等作用，适用于脾虚湿盛型高脂血症。

(4)嫩玉米粒150克，松子仁、猪瘦肉丁各60克，料酒、葱花、姜丝、食盐、味精、湿淀粉、植物油各适量。植物油入锅，烧至七成热，入葱花、姜丝煸香，入猪瘦肉丁、料酒煸炒片刻，入嫩玉米粒、松子仁煸炒至熟，入食盐、味精调味，加湿淀粉勾芡即可。每日1剂，分2次食用，可常用。具有益气健脾、利水除湿、去脂降压等作用，适用于脾虚湿盛型高脂血症。

(5)嫩玉米粒200克，红绿柿椒丝、鹌鹑肉丁各60克，料酒、葱花、姜丝、食盐、味精、植物油各适量。植物油入锅，烧至七成热，入葱花、姜丝煸香，入鹌鹑肉丁、料酒煸炒片刻，入嫩玉米粒煸炒至将熟，入红绿柿椒丝翻炒至熟，加食盐、味精调味即可。每日1剂，分2次佐餐食用，可常用。具有健脾和胃、利水除湿、去脂减肥等作用，适用于脾虚湿盛型高脂血症。

(6)玉米粉60克，苹果丁(去皮)50克，陈皮末100克，红糖适量。苹果丁入锅,加适量水煮沸,入用凉开水调匀的玉米粉拌匀煮沸煮至粥将成,加陈皮末、红糖拌匀煮成粥即可。每日 1 剂,分 2 次食用,可常用。具有益气健脾、理气活血、去脂降压等作用,适用于气滞血瘀型高脂血症。

(7)鲜嫩玉米粒 150 克,豆浆 250 毫升,红糖适量。前 2 味入锅,煮至鲜嫩玉米粒酥熟,加红糖调味即可。每日 1 剂,分 2 次食用,可常用。具有益气健脾、去脂降压等作用,适用于各型高脂血症。

(8)鲜嫩紫玉米(连衣棒)250 克,蜂蜜适量。鲜嫩紫玉米入锅,加水没过煮酥熟,加蜂蜜调味即可。每日 1 剂,分 2 次食鲜嫩紫玉米粒饮汤,也可咀嚼棒芯,可常用。具有健脾和中、补虚降脂等作用,适用于各型高脂血症。

2. 高脂血症燕麦食疗方

燕麦性平、味甘,归脾经、肾经、心经,具有健脾和血、益肾养心、补虚止汗、去脂减肥等功效。以下高脂血症燕麦食疗方,供酌情选用。

(1)燕麦片 100 克,赤小豆、大米各 60 克,白糖适量。赤小豆、大米入锅,加适量水煮至粥将成,入燕麦片拌匀煮成粥,加白糖调味即可。每日 1 剂,分 2 次食用,可常用。具有健脾和胃、利水除湿、去脂降压等作用,适用于脾虚湿盛型高脂血症。

(2)燕麦片 100 克,绿豆、玉米粉各 60 克,蜂蜜适量。绿豆入锅,加适量水煮化,入用凉开水调匀的燕麦片、玉米粉拌匀煮沸煮成粥,加蜂蜜调味即可。每日 1 剂,分 2 次食用,可常用。具有调中健脾、清热利水、去脂降压等作用,适用于脾虚湿盛型高脂血症。

(3)燕麦片 100 克,鲜蘑菇片、油菜心段各 150 克,陈皮丝 10 克,葱花、姜丝、食盐、味精、胡椒粉、植物油、鸡汤各适量。植物油入锅,烧至七成热,入葱花、姜丝煸香,入油菜心段煸炒片刻,入鸡汤、适量水煮沸,入鲜蘑菇片、燕麦片拌匀煮沸煮成粥,加食盐、味精、胡椒粉调味即可。每日1剂,分2次食用,可常用。具有健脾开胃、理气化痰、去脂滑肠等作用,适用于各型高脂血症。

(4)燕麦片100克,番茄、薏苡仁各60克,鸡蛋1个,食盐、熟花生油各适量。番茄切片,鸡蛋打入碗中搅匀,待用。薏苡仁入锅,加适量水煮化,入燕麦片、番茄片拌匀煮沸煮至将熟,趁沸入鸡蛋浆煮成蛋花,加食盐、熟花生油拌匀调味即可。每日1剂,分2次食用,可常用。具有健脾补虚、利水除湿、去脂降压等作用,适用于脾虚湿盛型高脂血症。

(5)燕麦片100克,菠菜心段60克,海米10克,料酒、葱花、姜丝、食盐、味精、芝麻油各适量。锅中加水500毫升,入海米、料酒、葱花、姜丝、食盐拌匀,大火煮沸,入燕麦片煮3～5分钟,加其余各味煮熟即可。每日1剂,分2次食用,可常用。具有补益脾肾、去脂降压等作用,适用于各型高脂血症。

(6)燕麦片、粟米各60克,陈皮片、山楂片各10克,红糖适量。陈皮片、山楂片水煎取汁,入粟米煮至粥将成,加燕麦片、红糖拌匀煮沸煮成粥即可。每日1剂,分2次食用,可常用。具有健脾利水、理气活血、去脂降压等作用,适用于气滞血瘀型高脂血症。

3. 高脂血症麦麸食疗方

麦麸性凉、味甘,归心经、脾经、肾经,具有养心益肾、健脾和血、清热调中、去脂降压等功效。以下高脂血症麦麸食疗方,供酌情选用。

(1)麦麸末、茯苓粉、血米粉各60克,山楂末、炙何首乌末各30克,粟米100克,蜂蜜适量。粟米入锅,加适量水煮化,入用凉开水调匀的前5味拌匀煮沸煮成粥,加蜂蜜调味即可。每日1剂,分2次食用,可常用。具有滋补肝肾、健脾利湿、理气活血、去脂降压等作用,适用于肝肾阴虚型高脂血症。

(2)麦麸末60克,枸杞子20克,水发黑木耳30克,蒲黄末10克,血米100克,白糖适量。血米、枸杞子、水发黑木耳入锅,加适量水煮至粥将成,加其余各味拌匀煮成粥即可。每日1剂,分2次食用，可常用。具有补益肝肾、活血化瘀、去脂降压等作用，适用于肝肾阴虚型高脂血症。

(3)麦麸末60克，陈皮末、山楂末各10克，粟米、粳米各50克，红糖适量。粟米、粳米入锅，加适量水煮至粥将成，加其余各味拌匀煮沸煮成粥即可。每日1剂，分2次食用，可常用。具有理气健脾、活血化瘀、去脂降压等作用，适用于气滞血瘀型高脂血症。

(4)麦麸30克，丹参、青皮各10克，红枣10枚，红糖适量。各味入杯，冲入沸水，加盖泡15分钟即可。每日1剂，代茶饮用，冲淡为止，可常用。具有理气活血、健脾养血、去脂降压等作用，适用于气滞血瘀型高脂血症。

(5)麦麸末30克，乌龙茶、槐花各3克，粟米100克，白糖适量。乌龙茶、槐花水煎取汁，入粟米煮至粥将成，加麦麸末、白糖拌匀煮沸煮成粥即可。每日1剂，分2次食用，可常用。具有清热解毒、滋阴平肝、去脂降压等作用，适用于肝火炽盛型高脂血症。

(6)麦麸末30克，青皮末10克，大米100克，红糖适量。大米入锅，加适量水煮至粥将成，加其余各味拌匀煮沸煮成粥即可。每日1剂，分2次食用，可常用。具有理气活血、健脾去脂等作用，适用于气滞血瘀型高脂血症。

(7)麦麸30克，红枣10枚，红糖适量。各味入杯，冲入沸水，加盖泡15分钟即可。每日1剂，代茶饮用，冲淡为止，可常用。具有健脾养血、散瘀降脂等作用，适用于各型高脂血症。

4. 高脂血症大豆食疗方

大豆性平、味甘，归脾经、肾经、大肠经，具有健脾宽中、润燥利水、清热解毒、活血祛风、去脂降压等功效。以下高脂血症大豆食疗方，供酌情选用。

(1)黄豆60克，花生米30克，山楂末10克，粟米、大米各50克，红糖适量。黄豆、花生米、粟米、大米入锅，加适量水煮至粥将成，加山楂末、红糖拌匀煮成粥即可。每日1剂，分2次食用，可常用。具有补益气血、理气活血、去脂降压等作用，适用于气滞血瘀型高脂血症。

(2)黄豆粉、面粉各300克,绿豆粉、山药粉各200克,山楂末、陈皮末各20克,葱花、姜丝、食盐、味精、芝麻油各适量,鸡汤300毫升。前6味拌匀,加适量温开水揉成面团,擀成面条。鸡汤入锅,加适量水煮沸,入面条煮熟,加各味调料稍煮入味即可。每日1剂,分2次食用,可常用。具有补虚健脾、理气活血、去脂降压等作用,适用于气滞血瘀型高脂血症。

(3)黄豆、黑豆各50克,山楂、枸杞子各20克,蜂蜜适量。前2味入锅,加适量水煮化,入山楂、枸杞子煮酥烂,加蜂蜜调味即可。每日1剂,分2次食用,可常用。具有养心益肾、补虚健脾、化瘀降脂等作用,适用于各型高脂血症。

(4)黄豆芽300克,白面条250克,黄花菜、芹菜各15克,水发香菇片30克,葱花、姜丝、食盐、味精、植物油各适量,鸡汤300毫升。植物油入锅,烧至七成热,入葱花、姜丝煸香,入黄豆芽、黄花菜、芹菜、水发香菇片翻炒至半熟,入鸡汤、适量水煮沸,入白面条煮熟,加食盐、味精煮入味即可。每日1剂,分2次食用,可常用。具有益气健脾、补虚益精、去脂降压等作用,适用于各型高脂血症。

(5)黄豆50克,黄精、枸杞子各15克,水发黑木耳30克,猪瘦肉块200克,料酒、葱花、姜丝、食盐、味精各适量,鸡汤500毫升。各味入锅,加水没过,大火煮沸,改小火煮至黄豆、猪瘦肉块酥烂即可。每日1剂,分2次食用,可常用。具有滋补肝肾、益气健脾、去脂降压等作用,适用于肝肾阴虚型高脂血症。

(6)黑豆、绿豆、薏苡仁各50克,葱花、姜丝、食盐、味精、湿淀粉、植物油各适量。植物油入锅,烧至七成热,入葱花、姜丝煸香,入黑豆、绿豆,加适量水煮熟,入薏苡仁煮酥烂,入食盐、味精调味,加湿淀粉勾芡即可。每日1剂,分2次食用,可常用。具有健脾补肾、利尿消肿、去脂降压等作用,适用于脾虚湿盛型高脂血症。

(7)黑豆、豇豆各30克,蘑菇片50克,鲤鱼(杀白约250克)1条,料酒、葱花、姜丝、食盐、味精、植物油各适量。黑豆、豇豆水发,待用。植物油入锅，烧至七成热，入葱花、姜丝煸香，入鲤鱼煎至微黄，入其余各味，加适量水煮沸煮酥烂即可。每日1剂，分2次佐餐食用，可常用。具有补肾去湿、利水消肿、去脂降压等作用，适用于脾虚湿盛型高脂血症。

(8)黑豆、薏苡仁各30克，小白菜（切碎）、芹菜（切碎）各10克，葱花、姜末、食盐、味精、芝麻油各适量。黑豆、薏苡仁水发，入家用果汁机搅成浆入锅，加适量水煮沸煮熟烂，入小白菜、芹菜拌匀煮沸至熟，加其余各味调味即可。每日1剂，分2次佐餐食用，可常用。具有清热解毒、祛风利水、去脂降压等作用，适用于肝火炽盛型高脂血症。

(9)毛豆100克，红糖适量。毛豆入家用果汁机搅成浆，待用。锅中加水225毫升，大火煮沸，倒入毛豆浆煮沸至熟，用干净纱布取汁，加红糖小火煮5分钟即可。每日1剂，分2次饮用，可常用。具有健脾化痰、活血降脂等作用，适用于各型高脂血症。

(10)黄豆50克，粟米100克，红糖适量。黄豆水发，与粟米入锅，加适量水煮成粥，加红糖调味即可。每日1剂，分2次食用，可常用。具有健脾宽中、活血通脉、去脂降压等作用，适用于各型高脂血症。

5. 高脂血症豆制品食疗方

豆制品包括腐竹、豆腐、豆浆等。腐竹性平、味甘淡，归脾经、胃经、大肠经，具有清热润燥、生津解毒、化痰降浊、益气和中等功效；豆腐性凉、味甘，归脾经、肺经、大肠经，具有益气宽中、生津润燥、清热解毒、和脾抗癌等功效；豆浆性平、味甘，归胃经、肺经，具有清热补虚、化痰通淋、降压利肠等功效。以下高脂血症豆制品食疗方，供酌情选用。

(1)水发腐竹段150克，豌豆50克，枸杞子10克，红枣10枚，水发黑木耳30克，粳米60克，蜂蜜适量。红枣、豌豆、枸杞子、粳米入锅，加适量水煮至粥将成，入水发腐竹段、水发黑木耳拌匀煮成粥，加蜂蜜调味即可。每日1剂，分2次食用，可常用。具有滋补肝肾、益气和中、化痰降浊、去脂降压等作用，适用于肝肾阴虚型高脂血症。

(2)水发腐竹段200克，青蒜段、芹菜段各60克，山楂片15克，食盐、味精、植物油各适量。植物油入锅，烧至七成热，入青蒜段炒香，待用。锅中底油烧至七成热，入芹菜段煸炒，入水发腐竹段、山楂片、适量水拌匀煮至山楂片酥软，加食盐、味精、青蒜段拌匀稍煮即可。每日1剂，分2次佐餐食用，可常用。具有理气活血、行滞消积、去脂降压等作用，适用于气滞血瘀型高脂血症。

(3)水发腐竹段150克，鲜蘑菇片100克，荠菜、菠菜各200克，蒜茸、食盐、味精、酱油、米醋、芝麻油各适量。前2味分别入沸水焯透，沥水；荠菜、菠菜入沸水焯一下，沥水切碎。各味入盆拌匀即可。每日1剂，分2次佐餐食用，可常用。具有清热平肝、化痰降浊、去脂降压等作用，适用于肝火炽盛型高脂血症。

(4)嫩豆腐丁200克，荠菜(切碎)100克，胡萝卜丁、水发香菇丁、熟笋丁各25克，水面筋丁50克，葱花、姜末、食盐、味精、湿淀粉、植物油各适量，鸡汤300毫升。植物油入锅，烧至七成热，入葱花、姜末煸香，入胡萝卜丁、水发香菇丁、熟笋丁煸炒片刻，入鸡汤、适量水煮沸，入嫩豆腐丁、水面筋丁、荠菜、食盐、味精拌匀煮沸，加湿淀粉勾芡即可。每日1剂，分2次佐餐食用，可常用。具有清热利水、健脾祛湿、去脂降压等作用，适用于脾虚湿盛型高脂血症。

(5)豆腐块200克，冬瓜片(去皮)100克，荸荠片(去皮)、水发香菇片各50克，茯苓末10克，葱花、姜末、食盐、味精、植物油各适量，高汤500毫升。植物油入锅，烧至七成热，入葱花、姜末煸香，入冬瓜片、荸荠片、水发香菇片煸炒片刻，入高汤、适量水煮沸，入豆腐块、茯苓末，加食盐、味精拌匀煮入味即可。每日1剂，分2次佐餐食用，可常用。具有清热利水、补中益气、去脂降压等作用，适用于湿热内蕴型高脂血症。

(6)嫩豆腐块250克，苋菜(切碎)300克，水发海带丝30克，水发海米末20克，蒜泥10克，肉骨头汤300毫升，食盐、味精、植物油各适量。植物油入锅，烧至七成热，入蒜泥煸香，入水发海米末、水发海带丝、嫩豆腐块翻炒片刻，入食盐、肉骨头汤拌匀煮沸，加苋菜、味精拌匀煮沸即可。每日1剂，分2次佐餐食用，可常用。具有清热解毒、补益脾胃、去脂降压等作用，适用于各型高脂血症。

(7)熟腐竹段150克，嫩黄瓜条100克，绿豆芽50克，香菜(切碎)25克，芝麻油、酱油、食醋、食盐、味精、蒜泥、五香粉各适量。前3味分别入沸水焯一下，沥水入盆，加其余各味拌匀即可。每日1剂，分2次佐餐食用，可常用。具有清热解毒、健脾和胃、去脂降压等作用，适用于肝火炽盛型高脂血症。

(8)水发腐竹段150克，菜花片200克，水发香菇、水发黑木耳各30克，猪瘦肉片60克，料酒、葱花、姜丝、食盐、味精、湿淀粉、花生油各适量。花生油入锅，烧至七成热，入葱花、姜丝煸香，入用各味调料拌匀的猪瘦肉片煸炒至熟，待用。锅中底油烧至七成热，入菜花片煸炒片刻，入水发腐竹段、水发香菇、水发黑木耳翻炒至熟，加猪瘦肉片拌匀稍炒即可。每日1剂，分2次佐餐食用，可常用。具有补益脾胃、去脂降压等作用，适用于各型高脂血症。

(9)豆腐皮75克，莴苣片150克，番茄片60克，熟笋片30克，葱花、姜丝、食盐、味精、植物油各适量。豆腐皮用温水泡软，沥水切条，待用。植物油入锅，烧至七成热，入葱花、姜丝煸香，入莴苣片煸炒至半熟，入番茄片、豆腐皮翻炒至熟，加食盐、味精调味即可。每日1剂，分2次佐餐食用，可常用。具有清热利尿、健脾和胃、去脂降压等作用，适用于各型高脂血症。

(10)豆腐干丝200克，胡萝卜丝、笋丝、青椒丝、山楂条各30克，葱花、姜丝、食盐、味精、植物油各适量。植物油入锅，烧至七成热，入葱花、姜丝煸香，入胡萝卜丝、笋丝煸炒片刻，入豆腐干丝、青椒丝、山楂条翻炒至熟，加适量水煮沸，加食盐、味精调味即可。每日1剂，分2次佐餐食用，可常用。具有补益脾胃、活血消积、去脂减肥等作用，适用于各型高脂血症。

(11)豆浆500毫升，虾皮10克，葱花、姜末、食盐、味精、辣椒油、芝麻油各适量。豆浆入锅煮沸，加其余各味拌匀煮沸，煮至豆浆熟透即可。每日1剂，分2次饮食，可常用。具有调和脾胃、去脂减肥等作用，适用于各型高脂血症。

豆腐富含嘌呤，痛风、高尿酸血症等禁食。此外，豆腐禁与菠菜一起食用。

6. 高脂血症豆腐渣食疗方

豆腐渣性平、味微苦，归心经、大肠经，具有凉血、止血、解毒等功效。以下高脂血症豆腐渣食疗方，供酌情选用。

(1)豆腐渣、小麦胚芽各50克，豆浆100毫升，薏苡仁、粟米各60克，白糖适量。薏苡仁、粟米入锅，加豆浆、适量水煮化，入豆腐渣、小麦胚芽拌匀煮成粥，加白糖调味即可。每日1剂，分2次食用，可常用。具有健脾利水、通络降浊、去脂降压等作用，适用于脾虚湿盛型高脂血症。

(2)豆腐渣60克，杧果丁(去皮)、冬菇丁、胡萝卜丁、青豆各30克，葱花、姜末、食盐、味精、植物油各适量。植物油入锅，烧至七成热，入葱花、姜末煸香，入胡萝卜丁、青豆煸炒片刻，入杧果丁、冬菇丁煸炒片刻，入豆腐渣翻炒至熟，加食盐、味精调味即可。每日1剂，分2次佐餐食用，可常用。具有清热利尿、燥湿化痰、去脂降压等作用，适用于湿热内蕴型高脂血症。

(3)豆腐渣300克，韭菜100克，虾皮50克，面粉300克，食盐、味精、色拉油各适量。豆腐渣沥水炒干，韭菜切[illegible]，与虾皮、食盐、味精、色拉油入盆拌匀作馅，待用。面粉入另外盆，加适量水揉成面团，揪成面剂，案板上擀成面皮，包入馅成锅贴胚，待用。干锅烧热，擦上色拉油，放上锅贴胚，加适量水，加盖烧至锅贴胚熟透即可。每日1剂，分2次食用，可常用。具有利尿除热、健脾壮阳、润肠通便、去脂降压等作用，适用于各型高脂血症。

(4)豆腐渣200克，番茄酱、笋丝各50克，葱花、姜末、食盐、味精、色拉油各适量。色拉油入锅，烧至七成热，入葱花、姜末煸香，入番茄酱炒出红油，入豆腐渣、笋丝翻炒至熟，加食盐、味精调味即可。每日1剂,分2次佐餐食用,可常用。具有益气健脾、去脂降压等作用,适用于各型高脂血症。

(5)豆腐渣200克,青椒丝、胡萝卜丝各50克,葱花、姜末、食盐、味精、色拉油各适量。色拉油入锅,烧至七成热,入葱花、姜末煸香,入豆腐渣、食盐翻炒片刻,加其余各味翻炒至熟入味即可。每日1剂,分2次佐餐食用,可常用。具有益气健脾、去脂减肥等作用,适用于各型高脂血症。

(6)豆腐渣300克,白菜条、韭菜段各100克,葱花、姜丝、食盐、味精、植物油各适量。植物油入锅,烧至七成热,入葱花、姜丝煸香,入豆腐渣、白菜条翻炒至熟,入韭菜段翻炒片刻,加食盐、味精调味即可。每日1剂,分2次佐餐食用,可常用。具有补益脾胃、去脂减肥等作用,适用于各型高脂血症。

7. 高脂血症绿豆食疗方

绿豆性凉、味甘,归心经、胃经,具有清热解毒、清暑利水、益气除烦、养心祛风、去脂降压等功效。以下高脂血症绿豆食疗方,供酌情选用。

(1)绿豆粉、豌豆粉各200克,山药末、炒黑芝麻末、核桃仁末各20克,糖桂花、蜂蜜各适量。前6味入锅,用温水调匀,边搅边煮成熟糊,加蜂蜜调味即可。每日1剂,分2次食用,可常用。具有滋补肝肾、健脾利湿、去脂降压等作用,适用于肝肾阴虚型高脂血症。

(2)绿豆、赤小豆、黑豆各50克,甘草末5克,红枣15枚,粟米100克,白糖适量。绿豆、赤小豆、黑豆、红枣、粟米入锅,加适量水煮至粥将成,加甘草末、白糖拌匀煮成粥即可。每日1剂,分2次食用,可常用。具有滋阴清热、利水消肿、去脂降压等作用,适用于阴虚阳亢型高脂血症。

(3)绿豆、豌豆、薏苡仁各60克,乌龙茶5克,湿淀粉、蜂蜜各适量。乌龙茶水煎取汁2次,合并药汁,入前3味煮成粥,入湿淀粉勾芡成糊,加蜂蜜调味即可。每日1剂,分2次食用,可常用。

具有清热利湿、益气除烦、去脂降压等作用，适用于湿热内蕴型高脂血症。

(4)绿豆100克，白扁豆、赤小豆、薏苡仁各50克，荷叶末10克，白糖适量。前4味入锅，加适量水煮酥烂，加荷叶末、白糖拌匀煮沸即可。每日1剂，分2次食用，可常用。具有清热解毒、健脾和胃、利水消肿、去脂降压等作用，适用于湿热内蕴型高脂血症。

(5)绿豆60克，陈皮末、山楂末各10克，红枣15枚，大米100克，红糖适量。绿豆、红枣、大米入锅，加适量水煮至粥将成，加其余各味拌匀煮成粥即可。每日1剂，分2次食用，可常用。具有清热利尿、理气活血、去脂降压等作用，适用于气滞血瘀型高脂血症。

(6)绿豆100克，夏枯草10克，生大黄6克，红糖、蜂蜜各适量。生大黄、夏枯草水煎取汁，入绿豆煮化，加红糖、蜂蜜调味即可。每日1剂，分2次食用，连用10日为1个疗程。具有清热解毒、散瘀通便、去脂降压等作用，适用于肝火炽盛型高脂血症。

(7)绿豆粉、薏苡仁末各60克，牛奶200毫升，蒲黄末10克，白糖、湿淀粉各适量。前2味入锅，用水调成糊，中火边搅边煮成熟糊，入牛奶、蒲黄末、白糖拌匀煮沸，加湿淀粉勾芡即可。每日1剂，分早晚2次食用，可常用。具有清热利尿、补虚散瘀、去脂降压等作用，适用于脾虚湿盛型高脂血症。

(8)绿豆粉100克，豆浆250克，蒲黄末、青皮末各10克，红糖、湿淀粉各适量。绿豆粉入锅，用水调成糊，边搅边煮成熟糊，加其余各味拌匀煮沸煮熟即可。每日1剂，分2次食用，可常用。具有理气活血、补虚通脉、去脂降压等作用，适用于气滞血瘀型高脂血症。

(9)绿豆100克，炙姜黄10克，佛手花5克，蜂蜜适量。炙姜黄、佛手花水煎取汁，待用。绿豆入锅，加适量水煮酥烂，入药汁煮沸，加蜂蜜调味即可。每日1剂，分2次食用，连用10日为1个疗程。具有清热解毒、理气活血、去脂降压等作用，适用于气滞血瘀

11. 高脂血症核桃仁食疗方

核桃仁性温、味甘，归肺经、肾经、大肠经，具有补肾固精、润肺止咳、益气养血、补脑益智、润肠通便、去脂降压等功效。以下高脂血症核桃仁食疗方，供酌情选用。

(1)核桃仁末 50 克，陈皮末、山楂末各 10 克，粟米 100 克，红糖适量。粟米入锅，加适量水煮至粥将成，加其余各味拌匀煮沸煮成粥即可。每日 1 剂，分早晚 2 次食用，可常用。具有补虚益肾、理气活血、通脉降脂等作用，适用于气滞血瘀型高脂血症。

(2)核桃仁末 100 克，炒黑芝麻末 30 克，葛根粉、何首乌粉各 15 克，蜂蜜适量。锅中加适量水，大火煮沸，入用凉水调匀的前 4 味拌匀，改小火边搅边煮成熟糊，加蜂蜜调味即可。每日 1 剂，分早晚 2 次食用，可常用。具有滋补肝肾、通脉降脂等作用，适用于肝肾阴虚型高脂血症。

(3)核桃仁 30 克，山楂片 15 克，槐花 5 克，红糖适量。前 3 味入锅，加适量水大火煮沸，改小火煮 20 分钟，加红糖调味即可。每日 1 剂，分 2 次食用，可常用。具有理气活血、清热益肾、去脂降压等作用，适用于气滞血瘀型高脂血症。

(4)核桃仁 30 克，姜黄 10 克，大枣 10 枚，大米 100 克，红糖适量。姜黄水煎取汁，入核桃仁、大枣、大米煮成粥，加红糖调味即可。每日 1 剂，分 2 次食用，可常用。具有益气活血、去脂降压等作用，适用于各型高脂血症。

(5)核桃仁末 50 克，蒲黄末、青皮末各 10 克，粳米 100 克，红糖适量。粳米入锅，加适量水煮至粥将成，加其余各味拌匀煮沸煮成粥即可。每日 1 剂，分早晚 2 次食用，可常用。具有补肾活血、理气通脉、去脂降压等作用，适用于气滞血瘀型高脂血症。

(6)核桃仁 50 克，枸杞子 15 克，鲜牛奶 200 毫升，红糖适量。

前2味入锅,加适量水煮酥软,加后2味拌匀煮沸即可。每日1剂,分早晚2次食用,可常用。具有滋补五脏、去脂降压等作用,适用于各型高脂血症。

(7)核桃仁50克,何首乌15克,酸牛奶200毫升,蜂蜜适量。前2味入锅,加适量水大火煮沸,改小火煮20分钟,加后2味拌匀即可。每日1剂,分2次食用,可常用。具有滋补肝肾、去脂降压等作用,适用于肝肾阴虚型高脂血症。

(8)核桃仁1 000克,桃仁500克,红糖200克。桃仁去皮,与核桃仁捣碎,加红糖拌匀成膏状,贮存备用。每次20克,每日2~3次,沸水冲食,可常用。具有活血化瘀、补肾降脂等作用,适用于气滞血瘀型高脂血症。

(9)核桃仁末50克,羊奶200毫升,红糖适量。羊奶入锅煮沸,加核桃仁末、红糖拌匀煮沸即可。每日1剂,分早晚2次食用,可常用。具有补虚通脉、散瘀降脂等作用,适用于肝肾阴虚型高脂血症。

(10)核桃仁、黄精各30克,粳米100克,白糖适量。前2味共研为细末,待用。粳米入锅,加适量水煮至粥将成,加其余各味拌匀煮沸煮成粥即可。每日1剂,分2次食用,可常用。具有补虚益精、益肾去脂等作用,适用于肝肾阴虚型高脂血症。

核桃仁为高热量食品,高甘油三酯血症、肥胖等慎食,痰火炽热、阴虚火旺等禁食。

12. 高脂血症黑木耳食疗方

黑木耳性平、味甘,归胃经、大肠经,具有滋肾养胃、补虚强身、补血止血、活血祛瘀、益气安神、润燥利肠、去脂降压等功效。以下高脂血症黑木耳食疗方,供酌情选用。

(1)黑木耳、白木耳各20克,女贞子、泽泻各15克,小米100克,红糖适量。前2味水发撕片,待用。泽泻、女贞子水煎取汁,入小米煮沸,入前2味拌匀煮成粥,加红糖调味即可。每日1剂,分

2次食用，可常用。具有滋补阴血、活血通脉、去脂降压等作用，适用于肝肾阴虚型高脂血症。

(2)水发黑木耳片60克，丹参20克，青皮10克，大枣15枚，红糖适量。丹参、青皮水煎取汁，入水发黑木耳片、红枣大火煮沸，改小火煮20分钟，加红糖调味即可。每日1剂，分2次食用，可常用。具有理气活血、益气补虚、去脂降压等作用，适用于气滞血瘀型高脂血症。

(3)黑木耳30克，陈皮10克，山楂片15克，嫩豆腐块300克，葱花、姜丝、食盐、味精、五香粉、植物油各适量。黑木耳水发撕片，陈皮、山楂水煎取汁，待用。植物油入锅，烧至七成热，入葱花、姜丝煸香，入黑木耳爆炒出“噼啪”响声，入嫩豆腐块翻炒片刻，入药汁煮沸，加食盐、味精、五香粉拌匀稍煮即可。每日1剂，分2次佐餐食用，可常用。具有理气活血、益气补血、去脂降压等作用，适用于气滞血瘀型高脂血症。

(4)水发黑木耳、水发白木耳各30克，丹参20克，冰糖、蜂蜜各适量。丹参水煎取汁，入前2味煮酥烂，入冰糖煮溶，加蜂蜜调味即可，每日1剂，分2次食用，可常用。具有滋补阴血、活血通脉、去脂降压等作用，适用于肝肾阴虚型高脂血症。

(5)水发黑木耳60克，三七粉2克，青皮末10克，大米100克，红糖适量。大米入锅，加适量水大火煮沸，入水发黑木耳拌匀煮沸，改小火煮至粥将成，加其余各味拌匀煮成粥即可。每日1剂，分2次食用，可常用。具有理气活血、去脂降压等作用，适用于气滞血瘀型高脂血症。

(6)水发黑木耳60克，鲜山药片、绿豆、薏苡仁各50克，白糖适量。绿豆、薏苡仁入锅，加适量水煮化，入前2味拌匀煮成粥，加白糖调味即可。每日1剂，分2次食用，可常用。具有清热利水、健脾祛湿、去脂降压等作用，适用于脾虚湿盛型高脂血症。

(7)水发黑木耳片60克，枸杞子、山楂、红枣各10克，猪瘦肉片150克，料酒、葱花、姜丝、食盐、味精、五香粉、植物油各适量。

植物油入锅，烧至七成热，入葱花、姜丝煸香，入猪瘦肉片、料酒煸炒片刻，加适量水煮沸，入枸杞子、山楂、红枣拌匀煮至酥软，加食盐、味精、五香粉拌匀稍煮即可。每日1剂，分2次佐餐食用，可常用。具有滋阴润燥、补虚活血、去脂降压等作用，适用于各型高脂血症。

(8)水发黑木耳片、水发香菇片各60克，枸杞子15克，白花蛇1条，蒜泥、葱花、姜末、食盐、味精、植物油各适量，高汤300毫升。白花蛇宰杀，去头、尾、皮、内脏、骨，切片，待用。植物油入锅，烧至六成热，入蒜泥、葱花、姜末爆香，入白花蛇片煸炒片刻，入水发黑木耳片、水发香菇片、枸杞子炒匀，入高汤煮沸，加食盐、味精拌匀稍煮即可。每日1剂，分2次佐餐食用，可常用。具有滋补肝肾、祛风祛湿、去脂降压等作用，适用于肝肾阴虚型高脂血症。

(9)水发黑木耳60克，当归、女贞子各10克，红枣10枚，红糖适量。当归、女贞子水煎取汁，入水发黑木耳、红枣煮酥软，加红糖调味即可。每日1剂，分2次食用，可常用。具有滋补肝肾、养血活血、去脂降压等作用，适用于肝肾阴虚型高脂血症。

黑木耳具有润燥利肠功效，大便不实禁食。

13. 高脂血症紫菜食疗方

紫菜性寒、味甘咸，归肺经、脾经、膀胱经，具有清热利尿、化痰软坚、补肾养心、去脂降压等功效。以下高脂血症紫菜食疗方，供酌情选用。

(1)紫菜15克，车前子、决明子各10克，白糖适量。各味入杯，冲入沸水，加盖泡15分钟即可。每日1剂，代茶饮用，冲淡为止，可常用。具有清泻肝火、化痰利水、去脂降压等作用，适用于肝火炽盛型高脂血症。

(2)紫菜片30克，兔肉片60克，嫩豆腐块250克，葱花、姜末、料酒、食盐、味精、湿淀粉各适量，鸡汤300毫升。锅内加1大碗水、鸡汤煮沸，入葱花、姜末、食盐、嫩豆腐块煮沸，入兔肉片、料酒、味精拌匀煮沸5分钟，入紫菜片拌匀，加湿淀粉勾芡稍煮即可。每日1剂,分2次佐餐食用,可常用。具有清热利水、补虚健脾、去脂降压等作用,适用于脾虚湿盛型高脂血症。

(3)紫菜片15克,冬瓜片200克,猪肋排块150克,料酒、葱花、姜丝、食盐、五香粉各适量,高汤300毫升。冬瓜片、猪肋排块入砂锅,加适量水大火煮沸,入高汤、料酒、葱花、姜丝拌匀煮沸,改中火煮至猪肋排块熟烂,加紫菜片、食盐、味精、五香粉煮沸即可。每日1剂,分2次佐餐食用,可常用。具有清热利尿、补虚健脾、去脂降压等作用,适用于脾虚湿盛型高脂血症。

(4)紫菜、枸杞子各20克,虾皮15克,鸡蛋1个,料酒、葱花、姜末、食盐、味精、植物油各适量。紫菜撕碎,清水泡洗,沥水,待用;鸡蛋打入碗,顺时针方向搅30次,入虾皮、料酒搅匀,待用。植物油入锅,烧至七成热,入葱花、姜丝煸香,加适量水、紫菜、枸杞子拌匀煮沸,入虾皮鸡蛋浆,边搅边煮成蛋花,加食盐、味精调味即可。每日1剂,分2次佐餐食用,可常用。具有滋阴清热、补虚化痰、去脂降压等作用,适用于肝肾阴虚型高脂血症。

(5)紫菜20克,豌豆、薏苡仁各60克,湿淀粉、白糖各适量。紫菜撕碎,清水泡洗,沥水,待用。豌豆、薏苡仁入锅,加适量水煮酥烂,入紫菜、白糖拌匀煮沸,加湿淀粉勾芡即可。每日1剂,分2次食用,可常用。具有清热利水、健脾补虚、去脂降压等作用,适用于脾虚湿盛型高脂血症。

(6)水发紫菜100克,黄瓜片150克,枸杞子20克,葱花、姜末、食盐、味精、芝麻油各适量。前3味入锅,加适量水大火煮沸5分钟,加其余各味调味即可。每日1剂,分2次佐餐食用,可常用。具有清热利水、滋补肝肾、去脂降压等作用,适用于肝肾阴虚型高脂血症。

(7)水发紫菜60克,白萝卜片、冬瓜片各150克,葱花、姜丝、食盐、味精、芝麻油各适量。白萝卜片、冬瓜片入锅,加适量水煮酥烂,加其余各味拌匀煮入味即可。每日1剂,分2次佐餐食用,可常用。具有清热利湿、去脂消肿、利尿降压等作用,适用于湿热内蕴型高脂血症。

(8)水发紫菜30克,水发香菇丝、水发玉兰片各60克,黄瓜片200克,葱花、姜丝、食盐、味精、芝麻油各适量。水发香菇丝、水发玉兰片入锅,加适量水煮沸,入黄瓜片、水发紫菜拌匀煮沸,加其余各味拌匀稍煮即可。每日1剂,分2次佐餐食用,可常用。具有清热解毒、利尿消肿、去脂降压等作用,适用于湿热内蕴型高脂血症。

紫菜性寒,脾胃虚弱慎食或少食。

14. 高脂血症蘑菇食疗方

蘑菇性凉、味甘,归胃经、肠经、肺经,具有补益肠胃、理气化痰、增体抗癌、去脂减肥、降压降糖等功效。以下高脂血症蘑菇食疗方,供酌情选用。

(1)鲜蘑菇片150克,冬瓜片300克,水发香菇片60克,银杏肉、大枣各10枚,葱花、姜丝、食盐、味精、芝麻油各适量。冬瓜片、银杏肉、大枣入砂锅,加适量水煮酥软,加其余各味拌匀大火煮沸,改小火煮10分钟入味即可。每日1剂,分2次佐餐食用,可常用。具有清热利湿、利水消肿、去脂降压等作用,适用于湿热内蕴型高脂血症。

(2)鲜蘑菇片200克,薏苡仁30克,鲜山药片、粟米各100克,白糖适量。薏苡仁、粟米入锅,加适量水煮化,加其余各味拌匀大火煮沸,改小火煮成粥即可。每日1剂,分2次食用,可常用。具有健脾开胃、化痰祛湿、去脂降压等作用,适用于脾虚湿盛型高脂血症。

(3)鲜蘑菇片100克,水发腐竹段、黄瓜片各50克,山楂片20克,葱花、姜末、食盐、味精、五香粉各适量,鸡汤300毫升。山楂片、鸡汤入锅,加适量水大火煮沸,改小火煮10分钟,入前3味大火煮沸,改小火煮10分钟,加其余各味拌匀大火煮沸即可。每日1剂,分2次佐餐食用,可常用。具有理气活血、健脾利水、去脂降压等作用,适用于气滞血瘀型高脂血症。

(4)鲜蘑菇片100克,枸杞子、熟笋片各20克,嫩豆腐块500

克，葱花、姜丝、食盐、味精各适量，高汤500毫升。各味入砂锅，加水没过，大火煮沸，改小火煮入味即可。每日1剂，分2次佐餐食用，可常用。具有健脾利水、去脂降压等作用，适用于脾虚湿盛型高脂血症。

(5)鲜蘑菇片150克，冬瓜片200克，柏子仁20克，葱花、姜末、食盐、味精、植物油各适量。植物油入锅，烧至七成热，入葱花、姜末煸香，入冬瓜片、柏子仁煸炒至半熟，入鲜蘑菇片翻炒至熟，加食盐、味精调味即可。每日1剂，分2次佐餐食用，可常用。具有清利湿热、利尿消肿、去脂降压等作用，适用于湿热内蕴型高脂血症。

(6)鲜蘑菇片、青菜心段各150克，虎杖嫩芽60克，葱花、姜丝、食盐、味精、植物油各适量。植物油入锅，烧至七成热，入葱花、姜丝煸香，入前3味煸炒至熟，加食盐、味精调味即可。每日1剂，分2次佐餐食用，可常用。具有清热解毒、平肝活血、去脂降压等作用，适用于肝火炽盛型高脂血症。

15. 高脂血症香菇食疗方

香菇性平、味甘，归胃经、肝经，具有益气补虚、健脾和胃、健体抗癌、去脂减肥、降压降糖等功效。以下高脂血症香菇食疗方，供酌情选用。

(1)水发香菇丝30克，陈皮、香附各10克，红枣10枚，豆浆200毫升，红糖适量。陈皮、香附水煎取汁，入水发香菇丝、红枣煮软，加豆浆、红糖煮熟即可。每日1剂，分2次食用，可常用。具有理气活血、调和肝脾、去脂降压等作用，适用于气滞血瘀型高脂血症。

(2)水发香菇丝50克，水发黑木耳30克，枸杞子20克，白糖适量。各味入锅，加适量水大火煮沸，改小火煮20分钟即可。每日1剂，分2次食用，可常用。具有滋补肝肾、去脂降压等作用，适用于肝肾阴虚型高脂血症。

(3)水发香菇丝50克，白萝卜丝、鲜山药片各100克，豌豆苗

60克,大米100克,食盐、味精、色拉油各适量。大米入锅,加适量水煮化,入前3味拌匀煮至粥将成,加其余各味拌匀煮成粥即可。每日1剂,分2次食用,可常用。具有益气健脾、利尿祛湿、去脂降压等作用,适用于脾虚湿盛型高脂血症。

(4)水发香菇丝60克,陈皮、白术各10克,红枣15枚,鲜牛奶200毫升,白糖适量。前3味水煎取汁,入红枣煮软,加鲜牛奶、白糖拌匀煮沸即可。每日1剂,分2次食用,可常用。具有益气健脾、补虚祛湿、去脂降压等作用,适用于脾虚湿盛型高脂血症。

(5)水发香菇末60克,枸杞子、炙何首乌末各10克,粳米100克,蜂蜜适量。粳米、枸杞子入锅,加适量水煮至粥将成,入水发香菇末、炙何首乌末拌匀煮成粥,加蜂蜜调味即可。每日1剂,分2次食用,可常用。具有滋补肝肾、去脂降压等作用,适用于肝肾阴虚型高脂血症。

(6)水发香菇片50克,水发淡菜片200克,山楂片、笋片各30克,料酒、葱花、姜丝、食盐、味精、五香粉、植物油、湿淀粉各适量。植物油入锅,烧至七成热,入葱花、姜丝煸香,入前5味、适量水大火煮沸,改中火煮15分钟,入食盐、味精、五香粉拌匀稍煮,加湿淀粉勾芡即可。每日1剂,分2次佐餐食用,可常用。具有益气健脾、理气活血、去脂降压等作用,适用于气滞血瘀型高脂血症。

(7)鲜香菇丝60克,鲜山药片、小米各100克,白糖适量。小米入锅,加适量水煮化,入前2味拌匀大火煮沸,改小火煮成粥,加白糖调味即可。每日1剂,分2次食用,可常用。具有益气健脾、补虚祛湿、去脂降压等作用,适用于脾虚湿盛型高脂血症。

(8)水发香菇丝60克,银杏叶、槐花各10克,蜂蜜适量。银杏叶、槐花水煎取汁,入水发香菇丝煮20分钟,加蜂蜜调味即可。每日1剂,分2次食用,可常用。具有清泻肝火、去脂降压等作用,适用于肝火炽盛型高脂血症。

(9)干香菇丝20克,丹参15克,红糖适量。各味入杯,冲入沸水,加盖泡15分钟即可。每日1剂,代茶饮用、冲淡为止,可常用。

具有补益气血、理气活血、去脂降压等作用，适用于气滞血瘀型高脂血症。

香菇多黏滞，脾胃有寒、中焦湿滞等慎食；香菇为动风之物，顽固性皮肤瘙痒症禁食。

16. 高脂血症竹笋食疗方

竹笋性微寒、味甘，归肺经、肾经，具有清热利水、化痰去脂、抗癌等功效。以下高脂血症竹笋食疗方，供酌情选用。

(1)冬笋片 100 克，水发黑木耳片、水发香菇丝各 50 克，枸杞子 10 克，葱花、姜丝、食盐、味精、植物油、鲜汤各适量。植物油入锅，烧至七成热，入葱花、姜丝煸香，入冬笋片煸炒片刻，入水发黑木耳片、水发香菇丝、枸杞子翻炒至熟，加食盐、味精、鲜汤拌匀煮沸煮入味即可。每日 1 剂，分 2 次佐餐食用，可常用。具有滋补肝肾、利湿化痰、去脂减肥等作用，适用于肝肾阴虚型高脂血症。

(2)春笋丝 50 克，胡萝卜、白萝卜、莴笋各 100 克，干贝 25 克，葱花、姜丝、食盐、味精、五香粉、料酒、食醋、芝麻油各适量。春笋丝入沸水焯透，沥水，待用；胡萝卜、白萝卜、莴笋去皮切丝，分别入沸水焯透，沥水，待用。干贝入碗，入黄酒、葱花、姜丝拌匀，入笼蒸至软熟，与其余各味入盆拌匀即可。每日 1 剂，分 2 次佐餐食用，可常用。具有清热利水、祛湿化痰、去脂降压等作用，适用于湿热内蕴型高脂血症。

(3)鞭笋丝 160 克，水发海参丝、熟肚丝各 50 克，豆腐干丝 60 克，青菜心段 200 克，料酒、葱花、姜丝、食盐、味精、植物油各适量。植物油入锅，烧至七成热，入葱花、姜丝煸香，入鞭笋丝煸炒片刻，入水发海参丝、料酒煸炒片刻，入青菜心段翻炒至半熟，加其余各味翻炒至熟入味即可。每日 1 剂，分 2 次食用，可常用。具有健脾补虚、利湿化痰、去脂减肥等作用，适用于脾虚湿盛型高脂血症。

(4)竹笋 50 克，白木耳、黑木耳各 10 克，虾米 15 克，料酒、葱花、姜丝、食盐、味精、五香粉、芝麻油各适量。竹笋水发切丝，待用;白木耳、黑木耳水发撕块,待用;虾米入碗,入料酒、葱花、姜丝、浸泡片刻,待用。锅中加适量水煮沸,加其余各味拌匀,大火煮沸,改小火煮20分钟即可。每日1剂,分2次佐餐食用,可常用。具有补肺益肾、利湿化痰、去脂降压等作用,适用于各型高脂血症。

(5)毛笋片250克,冬瓜块200克,鸭块150克,料酒、葱花、姜丝、食盐、味精、五香粉各适量,高汤500毫升。各味入锅,加水没过,大火煮沸,改小火煮至鸭块酥熟即可。每日1剂,分2次佐餐食用,可常用。具有清热利水、去脂减肥等作用,适用于湿热内蕴型高脂血症。

(6)罐头笋片100克,青鱼片150克,蛋清、蒜泥各10克,料酒、姜丝、食盐、味精、白糖、湿淀粉、色拉油各适量。青鱼片入碗,入料酒、蛋清、食盐、味精拌匀,浸泡片刻,待用。色拉油入锅,烧至七成热,入青鱼片滑散至熟,沥油,待用。锅中底油烧至七成热,入蒜泥煸香,入白糖、食盐、味精、青鱼片拌匀炒半分钟,加湿淀粉勾芡即可。每日1剂,分2次佐餐食用,可常用。具有清热利水、补虚祛湿、去脂降压等作用,适用于脾虚湿盛型高脂血症。

(7)春笋片150克,韭菜段200克,胡萝卜片、水发黑木耳片各50克,姜丝、食盐、味精、植物油各适量。植物油入锅,烧至七成热,入姜丝、春笋片、胡萝卜片煸炒片刻,入水发黑木耳片翻炒片刻,入韭菜段翻炒至熟,加食盐、味精调味即可。每日1剂,分2次佐餐食用,可常用。具有补肾益气、清热利水、去脂减肥等作用,适用于各型高脂血症。

竹笋性微寒,脾胃虚弱、肠滑腹泻等禁食。竹笋纤维粗,难溶性草酸钙含量高,严重消化道溃疡、食管静脉曲张、上消化道出血、尿道结石等慎食。

17. 高脂血症海鱼食疗方

海鱼种类不同,其性味、归经也不同,但都具有降低血脂等功效。以下高脂血症海鱼食疗方,供酌情选用。

(1)鲜鲈鱼(约800克)1条,春笋片、水发黑木耳片各60克,青椒片30克,料酒、葱花、姜丝、胡椒粉、食盐、味精、色拉油各适量。鲜鲈鱼去鳞、鳃、内脏,待用。色拉油入锅烧热,入葱花、姜丝煸香,入鲜鲈鱼略煎两面,入水发黑木耳片、料酒,加盖闷片刻,加适量水,大火煮10分钟,待汤汁呈乳白色,加其余各味煮沸至春笋片熟入味即可。每日1剂,分2次佐餐食用,可常用。具有滋补肝肾、补益脾胃、化痰利水、去脂减肥等作用,适用于各型高脂血症。

(2)鲜鲐鱼(约800克)1条,红根菠菜段300克,胡萝卜片50克,料酒、葱段、姜片、食盐、味精、五香粉、花生油各适量。鲜鲐鱼去鳞、鳃、内脏,切段,入沸水焯一下,沥水,待用。花生油入锅,烧至六成热,入葱段、姜片煸香,加适量水、料酒、食盐、味精、五香粉煮沸,加鲜鲐鱼、红根菠菜段、胡萝卜片拌匀煮沸煮至鲜鲐鱼熟入味即可。每日1剂,分2次食用,可常用。具有滋阴润燥、补虚利水、去脂减肥等作用,适用于各型高脂血症。

(3)黄鱼(每条约100克)3条,青椒片50克,水发玉兰片、水发香菇片各30克,料酒、蒜泥、姜末、食盐、味精、湿淀粉、植物油各适量。黄鱼去鳞、鳃、内脏入盆,入料酒、姜末、食盐、湿淀粉拌匀,待用。植物油入锅,烧至七成热,入黄鱼煎黄,加其余各味、适量水,大火煮沸,改小火煮至黄鱼熟入味即可。每日1剂,分2次佐餐食用,可常用。具有补虚强壮、利水消肿、去脂减肥等作用,适用于各型高脂血症。

(4)墨鱼条200克,水发黑木耳片30克,黄瓜片100克,香菜、料酒、葱花、姜末、食盐、味精、植物油各适量。墨鱼条入沸水焯一下,沥水,待用。植物油入锅,烧至七成热,入葱花、姜末煸香,入墨鱼条、水发黑木耳片、料酒、食盐、适量水煮沸,加黄瓜片、香菜、味精拌匀煮熟煮入味即可。每日1剂,分2次食用,可常用。具有滋补肝肾、清热利水、去脂降压等作用,适用于肝肾阴虚型高脂血症。

(5)水发墨鱼丝150克,冬瓜片200克,冬笋片、青蒜段、水发香菇片各30克,料酒、葱花、姜丝、食盐、味精、花生油各适量。花生油入锅,烧至七成热,入葱花、姜丝煸香,入水发墨鱼丝、料酒煸炒至水发墨鱼丝卷起,沥油,待用。锅中底油烧至七成热,入冬瓜片、冬笋片、水发香菇片煸炒至熟,加其余各味拌匀炒入味即可。每日1剂,分2次佐餐食用,可常用。具有清热利水、滋阴补虚、去脂降压等作用,适用于各型高脂血症。

(6)带鱼段300克,白萝卜丝150克,料酒、葱花、姜末、食盐、味精、红糖、酱油、五香粉各适量,植物油50克。植物油入锅,烧至七成热,入葱花、姜末煸香,入带鱼段煸黄,沥油,待用。锅中底油烧至七成热,入白萝卜丝煸炒片刻,加其余各味、适量水拌匀煮沸煮熟煮入味即可。每日1剂,分2次佐餐食用,可常用。具有补虚通络、理气活血、去脂减肥等作用,适用于气滞血瘀型高脂血症。

(7)银鱼干粗末60克,何首乌末10克,炒黑芝麻末30克,粟米100克,红糖适量。粟米入锅,加适量水煮至粥将成,加其余各味拌匀煮沸煮成粥即可。每日1剂,分2次食用,可常用。具有滋补肝肾、补虚通脉、去脂降压等作用,适用于肝肾阴虚型高脂血症。

18. 高脂血症河鱼食疗方

河鱼种类不同,其性味、归经也不同,但都具有降低血脂等功效。以下高脂血症河鱼食疗方,供酌情选用。

(1)鳝鱼段200克,陈皮、红花各10克,水发黑木耳、水发冬菇片各60克,菜花块100克,料酒、葱花、姜丝、食盐、味精、植物油、湿淀粉各适量,鸡汤300毫升。陈皮、红花水煎取汁,待用。植物油入锅,烧至七成热,入葱花、姜丝煸香,入鳝鱼段、料酒煸炒至半熟,入水发黑木耳、水发冬菇片、菜花块、鸡汤拌匀煮沸煮至将熟,入药汁、食盐、味精拌匀煮熟,加湿淀粉勾芡即可。每日1剂,分2次佐餐食用,可常用。具有理气活血、补益气血、去脂降压等作用,适用于气滞血瘀型高脂血症。

(2)鲫鱼(约200克)1条,三七末、青皮丝各10克,红枣15枚,料酒、葱花、姜丝、食盐、味精、色拉油各适量。鲫鱼活杀,去鳞、鳃、内脏入盘,其余各味拌匀撒在鲫鱼上,入笼蒸熟即可。每日1剂,分2次佐餐食用,可常用。具有理气活血、养心去脂等作用,适用于气滞血瘀型高脂血症。

(3)草鱼块300克,山药粉、茯苓粉各10克,豆腐块200克,青蒜段300克,料酒、葱花、姜丝、食盐、味精各适量,植物油30克,高汤300毫升。植物油入锅,烧至七成热,入葱花、姜丝煸香,入草鱼块煸黄,入山药粉、茯苓粉、豆腐块、料酒、高汤拌匀,大火煮沸,改小火煮至草鱼块熟,加青蒜段、食盐、味精煮沸煮入味即可。每日1剂,分2次佐餐食用,可常用。具有益气健脾、利水消肿、去脂降压等作用,适用于脾虚湿盛型高脂血症。

(4)白鲤鱼(约400克)1条,炙何首乌、枸杞子各20克,水发香菇丝、胡萝卜丝各30克,料酒、葱花、姜丝、食盐、味精、五香粉、芝麻油各适量。白鲤鱼活杀,去鳞、鳃、内脏入盘,其余各味拌匀撒在白鲤鱼上,入笼蒸熟即可。每日1剂,分2次佐餐食用,可常用。具有滋补肝肾、养血生精、去脂降压等作用,适用于肝肾阴虚型高脂血症。

(5)鲜胖头鱼头1个,豆腐块300克,水发黑木耳、水发玉兰片各30克,香菜末10克,料酒、葱花、姜末、食盐、味精、五香粉各适量,植物油30克,鸡汤300毫升。鲜胖头鱼头去鳞、鳃、内脏,待用。植物油入锅,烧至七成热,入鲜胖头鱼头煸黄,入料酒、葱花、姜末、鸡汤,加适量水没过鲜胖头鱼头,大火煮沸,入豆腐块、水发黑木耳、水发玉兰片、香菜末拌匀煮沸,改小火煮至鲜胖头鱼头酥烂,加食盐、味精、五香粉拌匀稍煮即可。每日1剂,分2次佐餐食用,可常用。具有滋阴补虚、通脉下气、去脂降压等作用,适用于各型高脂血症。

(6)黑鱼片300克,冬瓜片(去皮)250克,荠菜末、蘑菇片各60克,料酒、葱花、姜末、食盐、味精、胡椒粉、植物油各适量。植物油入锅,烧至七成热,入葱花、姜末煸香,入黑鱼片稍煎,加冬瓜片、适量水大火煮沸,改小火煮至黑鱼片、冬瓜片熟,加其余各味拌匀煮熟煮入味即可。每日1剂,分2次佐餐食用,可常用。具有清热解毒、利水消肿、去脂减肥等作用,适用于湿热内蕴型高脂血症。

(7)黑鱼(杀白约100克)1条,赤小豆、扁豆各60克,料酒、葱白段、姜丝、食盐、味精、芝麻油各适量。赤小豆、扁豆泡发,与黑鱼、各味调料拌匀入盘,入笼蒸熟即可。每日1剂,分2次佐餐食用,可常用。具有益气健脾、利水消肿、去脂降压等作用,适用于脾虚湿盛型高脂血症。

(8)青鱼片200克,鲜蘑菇片100克,水发黑木耳片、青椒片各30克,料酒、葱花、姜末、五香粉、食盐、味精、湿淀粉、植物油各适量。植物油入锅,烧至七成热,入葱花、姜末煸香,入青鱼片煸炒片刻,入鲜蘑菇片、水发黑木耳片、青椒片翻炒至熟,加适量水、五香粉、食盐、味精拌匀煮沸,加湿淀粉勾芡即可。每日1剂,分2次佐餐食用,可常用。具有健脾渗湿、去脂降压等作用,适用于脾虚湿盛型高脂血症。

(9)田螺肉片200克,水发香菇片、熟笋片各30克,乌龙茶1.5克,料酒、葱花、姜丝、食盐、味精、湿淀粉、植物油各适量。田螺肉片入碗,入料酒、食盐、味精、湿淀粉拌匀,待用;乌龙茶入杯,冲入沸水,加盖泡15分钟取汁,待用。植物油入锅,烧至七成热,入田螺肉片滑散至熟,沥油,待用。锅中底油烧至七成热,入葱花、姜丝煸香,入水发香菇片、熟笋片煸炒,加乌龙茶汁煮沸,加其余各味拌匀稍煮即可。每日1剂,分2次佐餐食用,可常用。具有清热降火、利水消肿、去脂降压等作用,适用于湿热内蕴型高脂血症。

19. 高脂血症牛奶食疗方

牛奶性平微寒、味甘,归心经、肺经、胃经,具有补益虚损、益肺和胃、生津润肠、去脂降压等功效。以下高脂血症牛奶食疗方,供酌情选用。

(1)鲜牛奶150毫升,山楂、陈皮各10克,粟米100克,红糖适量。山楂、陈皮水煎取汁,入粟米煮至粥将成,加鲜牛奶,红糖拌匀煮沸煮成粥即可。每日1剂，分2次食用，可常用。具有益气补虚、理气活血、去脂降压等作用，适用于气滞血瘀型高脂血症。

(2)牛奶250毫升，砖茶、槐花各3克，白糖适量。砖茶、槐花水煎取汁，加牛奶、白糖煮沸煮熟即可。每日1剂，分2次饮用，可常用。具有清热解毒、补虚降脂等作用，适用于各型高脂血症。

(3)酸牛奶100毫升，糖醋蒜头1个，蜂蜜、红糖各适量。腌制1周以上的糖醋蒜头去皮掰开，剁成蒜茸入盆，加酸牛奶、蜂蜜、红糖拌匀即可。每日1剂，分1～2次食用，连用2个月为1个疗程。具有下气消食、散瘀去脂等作用，适用于气滞血瘀型高脂血症。

(4)牛奶200毫升，赤豆粉100克，蒲黄末10克，白糖、湿淀粉各适量。赤豆粉用水调成糊入锅，边搅边煮成熟糊，入牛奶、蒲黄末、白糖拌匀煮沸，加湿淀粉勾芡即可。每日1剂，分早晚2次食用，可常用。具有清热解毒、补虚通脉、散瘀降脂等作用，适用于各型高脂血症。

(5)牛奶250毫升，鲜嫩玉米粒150克，薏苡仁60克，白糖适量。鲜嫩玉米粒、薏苡仁入锅，加适量水煮酥熟，加牛奶、白糖拌匀煮沸煮熟即可。每日1剂，分2次食用，可常用。具有健脾利湿、补虚去脂等作用，适用于脾虚湿盛型高脂血症。

(6)鲜牛奶200毫升，红枣15枚，大米100克，红糖适量。红枣、大米入锅，加水煮至粥将成，加鲜牛奶、红糖煮成粥即可。每日1剂，分2次食用，可常用。具有益气补虚、活血降脂等作用，适用于各型高脂血症。

牛奶性平微寒，脾胃虚弱、肠滑腹泻、痰湿积饮等慎食。

20. 高脂血症芹菜食疗方

芹菜性凉、味甘苦，归肝经、胆经、心包经，具有平肝清热、祛风除湿、凉血利尿、去脂降压等功效。以下高脂血症芹菜食疗方，供酌情选用。

(1)鲜芹菜(根茎叶)粗末150克，泽泻、陈皮、山楂各10克，大枣10枚，大米100克，食盐、味精各适量。泽泻、陈皮、山楂水煎取汁，入大枣、大米煮至粥将成，入鲜芹菜粗末拌匀煮成粥，加食盐、味精调味即可。每日1剂，分2次食用，连用10日为1个疗程。具有清热平肝、理气活血、去脂降压等作用，适用于气滞血瘀型高脂血症。

(2)鲜芹菜(根茎叶)粗末120克，大蓟、小蓟各15克，马兜铃10克，粟米100克，食盐、味精各适量。大蓟、小蓟、马兜铃水煎取汁，入粟米煮至粥将成，入鲜芹菜粗末拌匀煮成粥，加食盐、味精调味即可。每日1剂，分2次食用，连用10日为1个疗程。具有清热平肝、滋阴潜阳、去脂降压、利尿止淋等作用，适用于阴虚阳亢型高脂血症。

(3)芹菜段60克，洋葱5片，蒜头(去皮切碎)1个，荸荠(带皮切两半)5个，番茄(切片)1个。各味入锅，加5碗水，煎煮至2碗汤即可。每日1剂，分2次饮食，可常用。具有清热泻火、去脂降压等作用，适用于肝火炽盛型高脂血症。

(4)芹菜段150克，炒黑芝麻20克，水发黑木耳50克，大米100克，芝麻油、食盐、味精各适量。大米入锅，加适量水煮至粥将成，加其余各味拌匀煮成粥即可。每日1剂，分2次食用，可常用。具有滋阴清热、平肝降压、润肠去脂等作用，适用于阴虚阳亢型高脂血症。

(5)鲜芹菜段100克，何首乌末、枸杞子各15克，粳米100克，食盐、味精、色拉油各适量。枸杞子、粳米入锅，加适量水煮至粥将成，加其余各味拌匀煮成粥即可。每日1剂，分2次食用，可常用。具有滋阴清热、利湿去脂、平肝降压等作用，适用于阴虚阳亢型高脂血症。

(6)芹菜段、茭白片各30克，荠菜、水发海带丝各20克，食盐、味精、色拉油各适量。前4味入锅，加适量水煮熟，加后3味调味即可。每日1剂，分2次食用，可常用。具有清热平肝、去烦润肠、去脂降压等作用，适用于肝火炽盛型高脂血症。

(7)芹菜段150克，槐花10克，荷叶(撕片)1张，鸭块250克，料酒、葱花、姜丝、食盐、味精各适量。槐花、荷叶水煎取汁，入鸭块、料酒大火煮沸，改小火煮至鸭块酥烂，加其余各味拌匀煮沸煮入味即可。每日1剂，分2次佐餐食用，可常用。具有滋阴清热、平肝补虚、利尿消肿、去脂降压等作用，适用于阴虚阳亢型高脂血症。

(8)西芹段100克，荸荠片、冬菇片各60克，鸽块150克，料酒、葱花、姜丝、食盐、味精各适量，鸡汤500毫升。鸽块入锅，入料酒、鸡汤、适量水大火煮沸，改小火煮至鸽块酥熟，加其余各味拌匀煮沸煮熟煮入味即可。每日1剂，分2次佐餐食用，可常用。具有清热补虚、利尿消肿、去脂降压等作用，适用于脾虚湿盛型高脂血症。

(9)芹菜段250克，白茅根、水发海带丝各30克，银杏叶10克，食盐、味精、芝麻油各适量。白茅根、银杏叶水煎取汁，加其余各味煮熟煮入味即可。每日1剂，分2次食用，可常用。具有清热解毒、散瘀去脂、平肝降压等作用，适用于肝火炽盛型高脂血症。

芹菜性凉，脾肾阳虚、脾胃虚弱、肠滑腹泻等慎食或减半量；芹菜含少量呋喃香豆素，易引起皮炎等，过敏体质禁食或慎食；芹菜食用时，勿弃根、叶，因根、叶与茎的营养价值相当。

21. 高脂血症荠菜食疗方

荠菜性平、味甘，归肺经、心经、胃经、肝经、肾经，具有和胃利水、止血明目、宣肺豁痰、温中利气、去脂降压等功效。以下高脂血症荠菜食疗方，供酌情选用。

(1)鲜荠菜粗末200克，何首乌末、枸杞子各20克，生姜末10克，红枣15枚，大米100克，白糖适量。枸杞子、红枣、大米入锅，加适量水煮至粥将成，加其余各味拌匀煮成粥即可。每日1剂，分2次食用，可常用。具有滋补肝肾、健脾和胃、去脂降压等作用，适用于肝肾阴虚型高脂血症。

(2)鲜荠菜粗末150克，山楂、陈皮各10克，粟米100克，红糖适量。山楂、陈皮水煎取汁，入粟米煮至粥将成，加鲜荠菜粗末、红糖拌匀煮沸煮成粥即可。每日 1 剂，分 2 次食用，可常用。具有补虚理气、活血化瘀、通脉降脂等作用，适用于气滞血瘀型高脂血症。

(3)荠菜粗末、马齿苋粗末各 100 克，蒲黄末 10 克，薏苡仁、大米各 60 克，白糖适量。薏苡仁、大米入锅，加适量水煮至粥将成，加其余各味煮沸煮成粥即可。每日 1 剂，分 2 次食用，连用 10 日为 1 个疗程。具有健脾利湿、散瘀化痰、去脂降压等作用，适用于脾虚湿盛型高脂血症。

(4)荠菜 150 克，芹菜、小白菜各 60 克，豆腐 250 克，黄酒、食盐、熟植物油各适量。前 3 味切碎，豆腐切块，待用。芹菜、荠菜入锅，加适量水煮沸，入小白菜、熟植物油、食盐拌匀煮沸，加豆腐、黄酒拌匀煮沸即可。每日 1 剂，分 2 次食用，可常用。具有清热平肝、调和脾胃、去脂降压等作用，适用于肝火炽盛型高脂血症。

(5)荠菜 200 克，炒黑芝麻粉、豆粉、血米粉各 30 克，酸梅 10 个，熟植物油、姜末、蜂蜜各适量。荠菜入沸水焯一下，沥水切碎，待用。酸梅入锅，加适量水煮沸，入用温开水调匀的炒黑芝麻粉、豆粉、血米粉拌匀煮至熟稠，入荠菜、熟植物油、姜末拌匀煮沸，边搅边煮成羹，加蜂蜜调味即可。每日 1 剂，分 2 次食用，可常用。具有滋补肝肾、补益心脾、去脂降压等作用，适用于肝肾阴虚型高脂血症。

(6)荠菜粗末 200 克，马兰头粗末 100 克，虎杖 15 克，蜂蜜适量。虎杖水煎取汁，入荠菜粗末、马兰头粗末拌匀煮熟，加蜂蜜调味即可。每日 1 剂，分 2 次食用，可常用。具有清热泻火、活血散瘀、去脂降压等作用，适用于肝火炽盛型高脂血症。

(7)荠菜 200 克，荸荠、马兰头各 100 克，粳米 60 克，食盐、味精、芝麻油各适量。前 3 味切碎，待用。粳米入锅，加适量水煮至粥将成，加其余各味拌匀煮成粥即可。每日 1 剂，分 2 次食用，可常用。具有清热解毒、去脂降压等作用，适用于肝火炽盛型高脂血症。

(8)荠菜、胡萝卜各 250 克，粳米 100 克，蜂蜜适量。前 2 味切碎,待用。粳米入锅,加适量水煮至粥将成,入前2味拌匀煮成粥,加蜂蜜调味即可。每日1剂,分2次食用,可常用。具有滋阴清热、去脂降压等作用,适用于肝肾阴虚型高脂血症。

(9)荠菜250克,白萝卜丝60克,西瓜皮丝30克,食盐、味精、食醋、芝麻油各适量。荠菜入沸水焯一下,沥水切碎,待用。白萝卜丝入沸水焯透,沥水入盆,加其余各味拌匀即可。每日1剂,分2次佐餐食用,可常用。具有清热解毒、祛湿利水、去脂降压等作用,适用于湿热内蕴型高脂血症。

(10)荠菜(切碎)150克,大枣20枚,大米100克,白糖适量。大枣、大米入锅,加适量水煮至粥将成,加荠菜、白糖煮沸煮成粥即可。每日1剂,分2次食用,可常用。具有健脾和胃、利水消肿、去脂降压等作用,适用于脾虚湿盛型高脂血症。

(11)干老荠菜全草粗末30克,菊花3克,白糖适量。各味入杯,冲入沸水,加盖泡15分钟即可。每日1剂,代茶饮用,冲淡为止,可常用。具有清理头目、利水除烦、去脂降压等作用,适用于肝火炽盛型高脂血症。

(12)荠菜花0.5克,绿茶、槐花各3克,白糖适量。各味入杯,冲入沸水,加盖泡15分钟即可。每日1剂,代茶饮用,冲淡为止,可常用。具有清热泻肝、除烦明目、去脂降压等作用,适用于肝火炽盛型高脂血症。

22. 高脂血症苜蓿食疗方

苜蓿性平、味苦,归脾经、胃经,具有清热利湿、补血止喘、舒筋活络、去脂降压等功效。以下高脂血症苜蓿食疗方,供酌情选用。

(1)嫩苜蓿(切碎)250克,萝卜丝100克,薏苡仁、粟米各60克,白糖适量。薏苡仁、粟米入锅,加适量水煮至粥将成,加其余各味煮沸煮成粥即可。每日1剂,分2次食用,可常用。具有清热利湿、补虚降脂等作用,适用于湿热内蕴型高脂血症。

(2)苜蓿籽、陈皮、山楂各10克,茶叶1克,红糖适量。各味入杯,冲入沸水,加盖泡15分钟即可。每日1剂,代茶饮用,冲淡为止,可常用。具有清热利湿、理气活血、去脂降压等作用,适用于气滞血瘀型高脂血症。

(3)嫩苜蓿(切碎)250 克,枸杞子、女贞子各 15 克,嫩豆腐块 200 克,葱花、姜丝、食盐、味精、植物油各适量。女贞子水煎取汁,待用。植物油入锅,烧至七成热,入葱花、姜丝煸香,入嫩豆腐块煸黄,入嫩苜蓿、枸杞子、药汁拌匀,大火煮沸,改小火煮 10 分钟,加食盐、味精调味即可。每日 1 剂,分 2 次佐餐食用,可常用。具有滋阴清热、补虚降脂等作用,适用于肝肾阴虚型高脂血症。

(4)嫩苜蓿 300 克,水发黑木耳 60 克,嫩豆腐块 200 克,料酒、葱花、姜末、食盐、味精、植物油各适量。植物油入锅、烧至七成热,入葱花、姜末煸香,入嫩豆腐块翻炒片刻,入料酒、嫩苜蓿、水发黑木耳、适量水拌匀,大火煮沸,改小火煮 10 分钟,加食盐、味精调味即可。每日 1 剂,分 2 次佐餐食用,可常用。具有清热利湿、益气健脾、去脂降压等作用,适用于脾虚湿盛型高脂血症。

(5)苜蓿籽 10 克,白菊花 5 克,蜂蜜适量。前 2 味入杯,冲入沸水,加盖泡 15 分钟,加蜂蜜调味即可。每日 1 剂,代茶饮用,冲淡为止,可常用。具有清热利水、去脂降压等作用,适用于湿热内蕴型高脂血症。

(6)苜蓿籽 10 克,茶叶、槐花各 3 克。各味入杯,冲入沸水,加盖泡 15 分钟即可。每日 1 剂,代茶饮用,冲淡为止,可常用。具有清热泻火、利尿消肿、去脂降压等作用,适用于肝火炽盛型高脂血症。

(7)嫩苜蓿 300 克,香豆腐干丝、胡萝卜丝各 50 克,蒜泥、香醋、食盐、味精、芝麻油各适量。嫩苜蓿入沸水焯一下,沥水切碎,待用。香豆腐干丝、胡萝卜丝入沸水焯一下,沥水入盆,加其余各味拌匀即可。每日 1 剂,分 2 次佐餐食用,可常用。具有清热利湿、补虚健脾、去脂降压等作用,适用于脾虚湿盛型高脂血症。

23. 高脂血症洋葱食疗方

洋葱性平、味甘辛,归肺经、胃经,具有杀虫除湿、清热化痰、化肉消谷、提神健体、去脂减肥、降压降糖等功效。以下高脂血症洋葱食疗方,供酌情选用。

(1)洋葱片200克,兔肉片100克,制大黄、决明子、荷叶各5克,料酒、葱花、姜丝、食盐、味精、植物油各适量。制大黄、决明子、荷叶水煎取汁,待用。植物油入锅,烧至七成热,入葱花、姜丝煸香,入洋葱片、兔肉片炒至半熟,加药汁、食盐、味精拌匀煮熟煮入味即可。每日1剂,分2次佐餐食用,连用10日为1个疗程。具有清热利湿、补虚化痰、去脂降压等作用,适用于脾虚湿盛型高脂血症。

(2)洋葱片250克,面粉50克,山药粉30克,三七末10克,食盐、味精各适量,植物油500克(实耗30～50克)。洋葱片与面粉、山药粉、三七末、食盐、味精入盆拌匀,待用。植物油入锅,烧至四成热,入洋葱片小火炸数分钟至将熟,改大火稍炸,沥油即可。每日1剂,分2次佐餐食用,可常用。具有活血化瘀、补虚化痰、去脂降压等作用,适用于气滞血瘀型高脂血症。

(3)洋葱丝200克,枸杞子20克,水发黑木耳30克,鲜河蚌肉片150克,料酒、葱花、姜丝、食盐、味精、植物油各适量。植物油入锅,烧至七成热,入葱花、姜丝煸香,入鲜河蚌肉片、料酒、食盐翻炒至半熟,加其余各味翻炒至熟入味即可。每日1剂,分2次佐餐食用,可常用。具有滋补肝肾、去脂降压等作用,适用于肝肾阴虚型高脂血症。

(4)洋葱丝150克,嫩牛肉丝100克,茯苓、泽泻各10克,料酒、葱花、姜丝、食盐、味精、植物油各适量。茯苓、泽泻水煎取汁,待用。植物油入锅,烧至七成热,入葱花、姜丝煸香,入嫩牛肉丝、料酒大火炒至七成熟,入洋葱丝翻炒片刻,加药汁、食盐、味精拌匀煮沸煮熟煮入味即可。每日1剂,分2次佐餐食用,可常用。具有清热利湿、益气健脾、去脂降压等作用,适用于脾虚湿盛型高脂血症。

(5)洋葱丝300克,香豆腐干丝、水发海带丝、青椒丝各30克,食盐、味精、食醋、芝麻油各适量。前4味分别入沸水焯一下,沥水入盆,加后4味拌匀即可。每日1剂,分2次佐餐食用,可常用。具有清热利湿、补虚化痰、去脂降压等作用,适用于脾虚湿盛型高脂血症。

(6)洋葱酒20毫升,苹果100克,鲜牛奶200毫升。洋葱酒制法:鲜洋葱200克切丝,与500毫升曲酒入广口瓶,加盖密封,每日振摇1次,浸泡7日启用。苹果去皮核切块,与鲜牛奶入家用果汁机搅成浆,入锅煮沸,加洋葱酒拌匀即可。每日1剂,分早晚2次食用,可常用。具有清热利湿、健脾和血、去脂降压等作用,适用于脾虚湿盛型高脂血症。

(7)洋葱丝150克,水发黑木耳30克,枸杞子15克,蜂蜜适量。前3味入锅,加适量水大火煮沸,改小火煮20分钟,加蜂蜜调味即可。每日1剂,分2次食用,可常用。具有滋补肝肾、去脂降压等作用,适用于肝肾阴虚型高脂血症。

(8)洋葱丝300克,水发海带丝60克,豆腐干丝50克,胡萝卜丝30克,食盐、味精、花椒末、辣椒油、芝麻油各适量。前4味分别入沸水焯一下,沥水入盆,加后5味拌匀即可。每日1剂,分2次佐餐食用,可常用。具有清热利湿、活血化痰、去脂降压等作用,适用于湿热内蕴型高脂血症。

24. 高脂血症大蒜食疗方

大蒜性温、味辛,归脾经、胃经、肺经,具有行滞气、暖脾胃、消癥利湿、消毒杀菌、去脂降压等功效。以下高脂血症大蒜食疗方,供酌情选用。

(1)蒜片30克,枸杞子15克,鲜墨鱼片、芹菜段各150克,料酒、姜丝、葱花、食盐、味精、植物油各适量。植物油入锅,烧至六成热,入蒜片、葱花、姜丝煸香,入鲜墨鱼片煸炒至半熟,入芹菜段、枸杞子翻炒至熟,加食盐、味精调味即可。每日1剂,分2次佐餐食用,可常用。具有清热滋阴、理气祛湿、去脂降压等作用,适用于肝肾阴虚型高脂血症。

(2)大蒜、鲍鱼、鱼翅、花椒各30克,淡菜50克,熟地黄10克,姜片、料酒、食盐、味精各适量,鸡汤300毫升。大蒜去皮切片,鲍鱼、鱼翅水发切片,待用。熟地黄、花椒水煎取汁,加鸡汤煮沸,入鲍鱼、鱼翅、大蒜大火煮沸,改小火煮半小时,入淡菜拌匀煮沸煮熟,加食盐、味精调味即可。每日1剂,分2次佐餐食用,可常用。具有滋补肝肾、去湿化痰、去脂降压等作用,适用于肝肾阴虚型高脂血症。

(3)大蒜30克,菠菜300克,海蜇100克,胡萝卜60克,葱花、姜末、食醋、食盐、味精、芝麻油各适量。大蒜去皮捣如泥,待用;菠菜入沸水焯透,沥水切段,待用。海蜇水发,入沸水焯透,沥水切丝入盆,加其余各味拌匀即可。每日1剂,分2次佐餐食用,可常用。具有清热利水、去脂降压等作用,适用于湿热内蕴型高脂血症。

(4)紫皮大蒜30克,枸杞子、女贞子各10克,血米100克,红糖适量。紫皮大蒜去皮捣如泥,待用。女贞子水煎取汁,入枸杞子、血米煮至粥将成,加紫皮大蒜、红糖拌匀煮成粥即可。每日1剂,分2次食用,可常用。具有滋阴补虚、行滞化痰、去脂降压等作用,适用于肝肾阴虚型高脂血症。

(5)紫皮大蒜50克,胡萝卜100克,陈皮末10克,小米100克,红糖适量。紫皮大蒜去皮剁成蒜茸,胡萝卜切丁,待用。小米入锅,加适量水大火煮沸,入紫皮大蒜、胡萝卜拌匀煮沸,改小火煮至粥将成,加陈皮末、红糖煮成粥即可。每日1剂,分2次食用,可常用。具有理气活血、化痰降浊、去脂降压等作用,适用于气滞血瘀型高脂血症。

(6)紫皮大蒜30克,陈皮、山楂各10克,大米100克,红糖适量。陈皮、山楂水煎取汁,待用。锅中加适量水,大火煮沸,紫皮大蒜去皮掰成瓣,入锅煮1分钟捞出,入大米、药汁煮沸,改小火煮至粥将成,入紫皮大蒜、红糖拌匀,煮至紫皮大蒜变软成粥即可。每日1剂,分早晚2次食用,可常用。具有理气活血、去脂降压等作用,适用于气滞血瘀型高脂血症。

(7)蒜汁15克,萝卜汁60克,蒲黄末10克,粳米100克,红糖适量。粳米入锅,加适量水煮至粥将成,加其余各味拌匀煮沸煮成粥即可。每日1剂,分2次食用,可常用。具有理气活血、化痰去浊、去脂降压等作用,适用于气滞血瘀型高脂血症。

(8)大蒜、发菜各30克,海蜇皮120克,食醋、食盐、味精、芝麻油各适量。大蒜去皮切末,发菜水发切碎,待用。海蜇皮切丝,入沸水焯一下,沥水入盆,加其余各味拌匀即可。每日1剂,分2次佐餐食用,可常用。具有下气除风、化痰软坚、去脂降压等作用,适用于各型高脂血症。

(9)大蒜60克,鲜马齿苋300克,陈皮丝10克,红糖、食盐、味精、芝麻油各适量。大蒜去皮剁成蒜茸,待用。鲜马齿苋切段,入沸水焯透,沥水入盆,加其余各味拌匀即可。每日1剂,分2次佐餐食用,可常用。具有理气活血、散瘀消肿、去脂降压等作用,适用于气滞血瘀型高脂血症。

(10)去皮蒜头、米醋各500克,红糖100克。各味入广口瓶,加盖密封,每日振摇1～2次,浸泡10日启用。每次蒜头0.5～1个,每日1～2次,嚼食,可常用。具有化痰降浊、去脂降压等作用,适用于各型高脂血症。

(11)糖醋蒜头1个,酸牛奶100毫升,山楂末10克,蜂蜜适量。糖醋蒜头去皮捣如泥,与其余各味入盆拌匀即可。每日1剂,分1～2次食用,可常用。具有理气活血、去脂降压等作用,适用于气滞血瘀型高脂血症。

(12)紫皮大蒜50克,小米100克,色拉油、食盐、味精各适量。锅中加适量水,大火煮沸,紫皮大蒜去皮掰成瓣,入锅煮1分钟捞出,小米入锅,改小火煮至粥将成,入紫皮大蒜煮软煮成粥,加色拉油、食盐、味精拌匀稍煮即可。每日1剂,分2次食用,可常用。具有补虚化痰、去脂降压等作用,适用于各型高脂血症。

大蒜性温、味辛,阴虚火旺,或伴眼、口腔、牙龈、喉、舌等疾病,禁食。

25. 高脂血症番茄食疗方

番茄性微寒、味甘酸，归肝经、胃经，具有生津止渴、健胃消食、清热消暑、凉血平肝、补肾利尿、去脂降压等功效。以下高脂血症番茄食疗方，供酌情选用。

(1)番茄100克，水发竹笋、芹菜叶各50克，水发冬菇、鲜蘑菇各30克，葱花、姜丝、食盐、味精、植物油各适量。番茄切片，水发竹笋、水发冬菇、鲜蘑菇切条，待用。植物油入锅，烧至七成热，入葱花、姜丝煸香，入番茄、水发竹笋、水发冬菇、鲜蘑菇、适量水煮沸，加其余各味拌匀煮熟即可。每日1剂，分2次佐餐食用，可常用。具有补虚健体、去脂降压等作用，适用于各型高脂血症。

(2)番茄150克，蒲黄末、陈皮末各10克，小米100克，红糖适量。番茄切碎，剁成糊，待用。小米入锅，加适量水煮至粥将成，加其余各味拌匀煮成粥即可。每日1剂，分2次食用，可常用。具有理气活血、益气补虚、去脂降压等作用，适用于气滞血瘀型高脂血症。

(3)番茄200克，海带、香菇、黑木耳各15克，葱花、姜丝、食盐、味精、五香粉、植物油各适量。番茄切片，海带、香菇、黑木耳水发撕条，待用。植物油入锅，烧至七成热，入葱花、姜丝煸香、入番茄炒透，加适量水大火煮沸，入海带、香菇、黑木耳拌匀煮沸，改小火煮10分钟，加食盐、味精、五香粉调味即可。每日1剂，分2次佐餐食用，可常用。具有益气补虚、通脉散瘀、去脂降压等作用，适用于各型高脂血症。

(4)番茄200克，山楂片30克，陈皮末10克，红糖、湿淀粉各适量。番茄切碎，剁成糊，待用。山楂片入锅，加适量水大火煮沸，改小火煮20分钟，入番茄、陈皮末、红糖拌匀煮沸，加湿淀粉勾芡即可。每日1剂，分2次食用，可常用。具有理气活血、通脉散瘀、去脂降压等作用，适用于气滞血瘀型高脂血症。

(5)番茄250克，姜黄、青皮各10克，红糖、湿淀粉各适量。番茄切碎,待用。姜黄、青皮水煎取汁,入番茄、红糖大火煮沸,改小火煮10分钟,加湿淀粉勾芡即可。每日1剂,分早晚2次食用,可常用。具有理气活血、通脉散瘀、去脂降压等作用,适用于气滞血瘀型高脂血症。

(6)番茄300克,豆浆200毫升,白糖、蜂蜜各适量。番茄切块,入家用果汁机搅成浆,用干净纱布取汁,与豆浆入锅煮沸煮熟,加白糖、蜂蜜调味即可。每日1剂,分早晚2次饮用,可常用。具有平肝补虚、去脂降压等作用,适用于各型高脂血症。

(7)番茄250克,枸杞子10克,水发黑木耳30克,猪瘦肉丝60克,鸡蛋1个,料酒、葱花、姜末、食盐、味精、植物油各适量。番茄切片,待用;鸡蛋打入碗中,顺时针方向搅30次,待用。植物油入锅,烧至七成热,入鸡蛋浆翻炒至木屑状,沥油,待用。锅中底油大火烧至七成热,入葱花、姜末煸香,入猪瘦肉丝、料酒煸炒至半熟,入番茄、水发黑木耳、枸杞子炒匀,加适量水,改中火煮至猪瘦肉丝熟烂,加鸡蛋、食盐、味精拌匀煮入味即可。每日1剂,分2次佐餐食用,可常用。具有滋补肝肾、去脂降压等作用,适用于肝肾阴虚型高脂血症。

(8)番茄1 000克,柠檬(约200克)1只,红糖、白糖各150克。番茄入沸水浸泡片刻切块,柠檬切碎,一起入家用果汁机搅成浆,用干净纱布取汁,大火煮沸,加红糖、白糖拌匀,改小火边搅边煮成稠糊,装入耐高温消过毒的瓶中密封,入沸水中杀菌15分钟,待凉后,入冰箱贮存备用。每次25克,每日2次,直接食用或兑温开水食用,可常用。具有平肝清热、生津止渴、去脂降压等作用,适用于阴虚阳亢型高脂血症。

(9)番茄100克,冬瓜50克,菊花10克。番茄切片、冬瓜去皮切丝,与菊花入锅,加适量水大火煮沸,改小火煮至酥熟即可。每日1剂,分2次食用,可常用。具有清泻肝火、祛湿利尿、去脂降压等作用,适用于肝火炽盛型高脂血症。

(10)番茄、鲜旱芹(根茎叶)各250克,蜂蜜适量。番茄切块,鲜旱芹切碎,一起入家用果汁机搅成浆,用干净纱布取汁煮沸,加蜂蜜调味即可。每日1剂,分早晚2次饮用,可常用。具有清热解毒、平肝利湿、去脂降压等作用,适用于肝火炽盛型高脂血症。

番茄性微寒,脾胃虚弱、肠滑腹泻等少食;未成熟番茄含大量番茄碱,若短期内过多食用,可出现恶心、呕吐、头昏、流涎等不良反应。

26. 高脂血症黄瓜食疗方

黄瓜性凉、味甘,归肺经、肾经,具有清热消暑、生津止渴、利尿消肿、去脂减肥等功效。以下高脂血症黄瓜食疗方,供酌情选用。

(1)黄瓜250克,芹菜50克,胡萝卜30克,虾米25克,食盐、味精、蒜泥、酱油、食醋、芝麻油各适量。黄瓜切片,加食盐拌匀,稍腌去汁,待用;芹菜切段,入沸水焯透,沥水,待用;胡萝卜去皮切丝,入沸水焯一下,沥水,待用。虾米用温水泡发,与其余各味入盆拌匀即可。每日1剂,分2次佐餐食用,可常用。具有清热解毒、补虚利水、去脂降压等作用,适用于肝火炽盛型高脂血症。

(2)黄瓜150克,荠菜50克,水发黑木耳30克,鸡蛋1个,葱花、姜丝、食盐、味精、植物油各适量。黄瓜切片,荠菜切段,水发黑木耳撕片,鸡蛋打入碗中搅匀,待用。植物油入锅,烧至七成热,入葱花、姜丝煸香,入黄瓜煸炒片刻,加适量水煮沸,入荠菜、水发黑木耳、食盐、味精拌匀煮沸,加鸡蛋浆煮成蛋花即可。每日1剂,分2次佐餐食用,可常用。具有清热解毒、利水消肿、去肿降压等作用,适用于湿热内蕴型高脂血症。

(3)黄瓜300克,番茄200克,豆浆250毫升,蜂蜜适量。黄瓜、番茄切碎,入家用果汁机搅成浆,用干净纱布取汁,待用。豆浆入锅煮沸煮熟,加黄瓜番茄汁、蜂蜜拌匀即可。每日1剂,分2次饮用,可常用。具有利水消肿、补中和胃、去脂降压等作用,适用于脾虚湿盛型高脂血症。

(4)嫩黄瓜300克,蒜头1个,香豆腐干60克,食盐、味精、食醋、白糖、芝麻油各适量。嫩黄瓜切片,加食盐拌匀,稍腌去汁,待用;蒜头去皮捣如泥,待用。香豆腐干切丝,入沸水焯一下,沥水入盆,加其余各味拌匀即可。每日1剂,分2次佐餐食用,可常用。具有清热解毒、补中利水、去脂降压等作用,适用于脾虚湿盛型高脂血症。

(5)黄瓜片300克,冬笋片、水发香菇片各50克,豆腐块150克,葱花、姜丝、食盐、味精、植物油各适量。植物油入锅,烧至七成热,入葱花、姜丝煸香,入前3味煸炒片刻,入豆腐块拌匀,加适量水煮沸,加食盐、味精稍煮调味即可。每日1剂,分2次佐餐食用,可常用。具有清热利水、补气健脾、去脂降压等作用,适用于脾虚湿盛型高脂血症。

(6)黄瓜丝300克,绿豆芽250克,虾米20克,鸡蛋皮丝15克,蒜泥、食盐、味精、食醋、芝麻油各适量。黄瓜丝加食盐拌匀,稍腌去汁,待用;绿豆芽入沸水焯透,沥水,待用。虾米用沸水泡发,与其余各味入盆拌匀即可。每日1剂,分2次佐餐食用,可常用。具有清热利水、补虚化痰、去湿降压等作用,适用于脾虚湿盛型高脂血症。

(7)黄瓜片200克,水发冬菇丝、胡萝卜丝各60克,青椒丝30克,食盐、味精、葱丝、姜丝、色拉油各适量。黄瓜片入沸水焯一下,沥水入盘,待用。色拉油入锅,烧至七成热,入葱丝、姜丝煸香,入水发冬菇丝、胡萝卜丝煸炒片刻,入青椒丝翻炒至熟,入食盐、味精拌匀,加湿淀粉勾芡,倒在黄瓜片上即可。每日1剂,分2次食用,可常用。具有清热利水、补虚健体、去脂降压等作用,适用于脾虚湿盛型高脂血症。

(8)黄瓜条300克,山楂、陈皮各10克,白糖适量。山楂、陈皮水煎取汁,入黄瓜条煮沸煮熟,加白糖调味即可。每日1剂,分2次食用,可常用。具有清热解毒、理气活血、去脂降压等作用,适用于气滞血瘀型高脂血症。

黄瓜性凉,脾胃虚弱、肠滑腹泻等禁生食。

27. 高脂血症苹果食疗方

苹果性平、味甘酸，归心经、胃经，具有补心益气、生津止渴、和血润肤、解毒除烦、健脾和中、去脂降压等功效。以下高脂血症苹果食疗方，供酌情选用。

(1)苹果 300 克，山楂、何首乌各 20 克，红糖、湿淀粉各适量。苹果去核切碎，入家用果汁机搅成浆，待用。山楂、何首乌烘干，共研为细末，与苹果浆入锅拌匀，加适量水大火煮沸，改小火煮 10 分钟，加红糖、湿淀粉勾芡即可。每日 1 剂，分早晚 2 次食用，可常用。具有滋阴养血、活血化瘀、去脂降压等作用，适用于肝肾阴虚型、气滞血瘀型高脂血症。

(2)苹果 2 个，蒲黄末 10 克，鲜山药片、粟米各 60 克，蜂蜜适量。苹果去皮、核切碎，入家用果汁机搅成浆，待用。粟米入锅，加适量水大火煮沸，入鲜山药片拌匀煮沸，改小火煮至粥将成，入苹果浆、蒲黄末拌匀煮成粥，加蜂蜜调味即可。每日 1 剂，分 2 次食用，可常用。具有健脾补虚、活血化瘀、去脂降压等作用，适用于气滞血瘀型高脂血症。

(3)苹果 150 克，炙何首乌 20 克，奶粉 50 克，蜂蜜适量。炙何首乌水煎取汁，待用。苹果去皮、核切碎，与奶粉、药汁入家用果汁机搅成浆，入锅煮沸，加蜂蜜调味即可。每日 1 剂，分早晚 2 次食用，可常用。具有滋阴清热、除烦补虚、去脂降压等作用，适用于肝肾阴虚型高脂血症。

(4)苹果 2 个，山楂片、陈皮各 10 克，红枣 15 枚，粳米 100 克，红糖适量。苹果去核切碎，待用。山楂、陈皮水煎取汁，入红枣、粳米煮至粥将成，加苹果、红糖拌匀煮成粥即可。每日 1 剂，分 2 次食用，可常用。具有补虚益心、理气活血、去脂降压等作用，适用于气滞血瘀型高脂血症。

(5)苹果 200 克，橘子、胡萝卜各 100 克，青椒 30 克，蜂蜜适量。苹果去核、橘子去皮去核、青椒去籽，与胡萝卜切碎，入家用果汁机搅成浆，入锅煮沸，加蜂蜜调味即可。每日 1 剂，分 2 次食用，可常用。具有健脾和胃、益气化痰、去脂降压等作用,适用于各型高脂血症。

(6)苹果200克,芹菜150克,荠菜60克,食盐、胡椒粉各适量。前3味切碎,入家用果汁机搅成浆,入锅煮沸,加后2味调味即可。每日1剂,分2次食用,可常用。具有清肝泻火、去脂降压等作用,适用于肝火炽盛型高脂血症。

(7)苹果、胡萝卜各200克,青椒30克,食盐、蜂蜜各适量。苹果去核、青椒去籽,与胡萝卜切碎,入家用果汁机搅成浆,入锅煮沸,加食盐、蜂蜜调味即可。每日1剂,分2次食用,可常用。具有补中益气、益心除瘀、去脂降压等作用,适用于各型高脂血症。

(8)苹果2个,姜黄、青皮各10克,大米100克,红糖适量。苹果去核切碎,入家用果汁机搅成浆,待用。青皮、姜黄水煎取汁,入大米煮至粥将成,加苹果浆、红糖拌匀煮成粥即可。每日1剂,分2次食用,可常用。具有理气活血、益气除烦、去脂降压等作用,适用于气滞血瘀型高脂血症。

(9)苹果100克,玉米粉60克,羊奶150毫升,红糖适量。苹果去核切碎,入家用果汁机搅成浆,待用。锅中加适量水,大火煮沸,入用水调匀的玉米粉、红糖拌匀,改小火煮成稀糊,加羊奶、苹果浆拌匀煮沸煮熟即可。每日1剂,分2次食用,可常用。具有益气补虚、活血降脂等作用,适用于气滞血瘀型高脂血症。

苹果为碱性食品,胃酸分泌较少或过少、萎缩性胃炎等,宜饭后食用。

28. 高脂血症柚子食疗方

柚子性寒、味甘酸,归肺经、胃经,具有健脾利水、下气消食、化痰去脂等功效。以下高脂血症柚子食疗方,供酌情选用。

(1)柚子100克,苹果、梨各50克,冬瓜子30克,白糖适量。前3味去皮、核切碎,入家用果汁机搅成浆,待用。冬瓜子水煎取汁,加水果浆、白糖拌匀煮沸即可。每日1剂,分2次食用,可常用。具有健脾利湿、化痰降浊、去脂降压等作用,适用于脾虚湿盛型高脂血症。

(2)柚子100克,山楂10个,陈皮末10克,红糖适量。柚子去皮、核切碎,山楂去核切碎,一起入锅,加适量水煮沸,加陈皮末、红糖拌匀煮沸5～10分钟即可。每日1剂,分2次食用,可常用。具有利水化痰、理气活血、去脂降压等作用,适用于气滞血瘀型高脂血症。

(3)柚子块(去皮)、苹果块(去皮、核)各50克,干荷叶条30克,蜂蜜适量。干荷叶条水煎取汁,入柚子块、苹果块大火煮沸,改小火煮20分钟,加蜂蜜调味即可。每日1剂,分2次食用,可常用。具有益气健脾、清热利水、去脂降压等作用,适用于脾虚湿盛型高脂血症。

(4)柚子块(去皮)50克,西瓜皮条、鲜藕片各30克,冰糖适量。西瓜皮条水煎取汁,加柚子块、鲜藕片、冰糖大火煮沸,改小火煮至鲜藕片酥熟即可。每日1剂,分2次食用,夏天可常用。具有清热利湿、利水消肿、去脂减肥等作用,适用于湿热内蕴型高脂血症。

(5)柚子皮150克,荸荠片(去皮)30克,金橘饼碎末10克,红糖适量。柚子皮水煎取汁,入荸荠片煮酥软,加金橘饼末、红糖拌匀煮沸即可。每日1剂,分2次食用,可常用。具有理气活血、去脂减肥等作用,适用于气滞血瘀型高脂血症。

(6)柚子皮100克,兔块200克,冬瓜片(去皮)150克,料酒、葱花、姜丝、食盐、味精、鸡汤各适量。柚子皮水煎取汁,入兔块、冬瓜片、料酒、鸡汤大火煮沸,改小火煮至兔块酥熟,加葱花、姜丝、食盐、味精拌匀稍煮即可。每日1剂,分2次佐餐食用,可常用。具有益气健脾、利水化痰、去脂减肥等作用,适用于脾虚湿盛型高脂血症。